根本改善身體各部位的疼痛

脊椎調整術

脊椎調整術創始人
日野秀彥——著

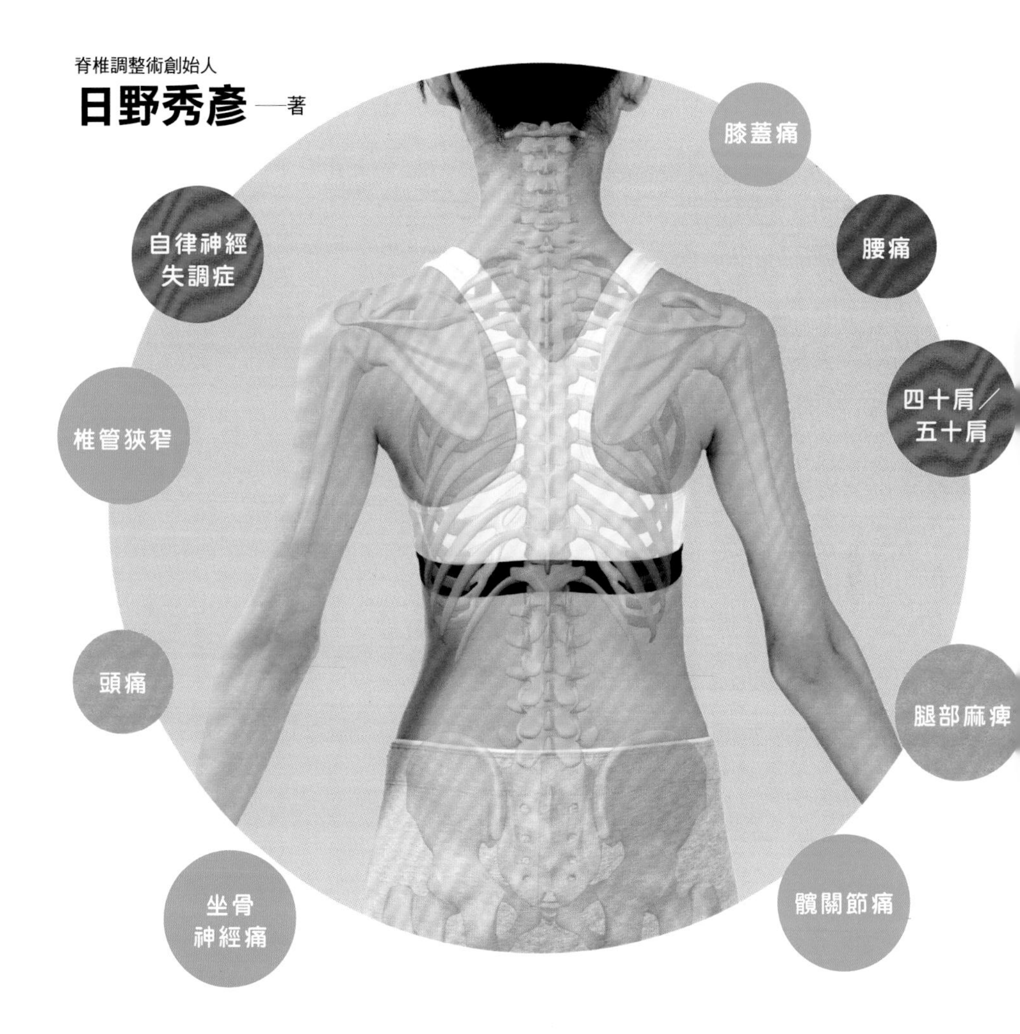

楓葉社

現在，即便在我執筆時，也有不少人正為去哪看都治不好的頭痛、肩膀痠痛、腰痛、頸部痠痛等症狀所苦。

尤其是腰痛，雖然常被說是「自人類以雙腳步行以來『人類所背負的宿命』」，但在解剖學上，或是見多了各式各樣的身體構造，就能確信人類的確如同聖經所述，從一開始就被設計成雙腳步行的動物。

在一般社團法人脊椎調整術協會®（以下簡稱脊椎調整術）認為，**引發諸如腰痛、肩膀痠痛、頭痛、頭暈、關節痛、手腳麻痺等各種症狀的原因，在於骨骼及骶骨歪斜，以及上述因素所引發的神經傳導異常。**

雖然不能一概而論，不過問題並非出在出現症狀的部位，而是發出連結該部位神經的骨頭偏移所引起的不適。

目前現代醫學尚沒有出現能闡明骨頭歪斜會引發哪些症狀的理論。特別是唯一連接上半身與下半身的骨頭「骶骨」，在解剖學上幾乎不會活動，就算能動也不過只有幾毫米程度，即使骶骨歪斜幾公分（實際上我曾矯正過偏移5公分的骶骨）也不會被當作引發各種症狀的原因。

一般來說，腰部疼痛的原因是骨頭變形或是骨頭的間隔變窄、椎管狹窄或是椎間盤突出導致神經受到壓迫（神經壓迫說）。可是，也有約3成的人患有椎間盤突出，卻沒有腰痛的症狀，因此腰痛未必是神經壓迫造成的。**假使神經受到壓迫會產生疼痛，則神經受到拉扯也會產生疼痛（神經牽引學說），此即脊椎調整術的觀念。**而且除了椎管突出以外約85％的情況可看做是神經受到拉扯所引發的症狀。原因就出在骨頭歪斜到會引發椎管突出，或是被診斷為椎管狹窄而已。

生病或是出現各種不適時，可以①用藥物治療，②靠手術治療，③靠運動治療。脊椎調整術就屬於③運動治療。**想靠藥物治好靠手術才能治療的症狀，或是靠藥物、手術來治療靠運動就能治好的症狀，非但無法完全治癒，**還有可能會弄壞身體。即便能暫時改善症狀，日後也會再復發。

本書先從檢查自身身體狀態開始，接著再以清楚易懂的方式介紹各代表症狀的舒緩、矯正體操，以及提高肌力的訓練。

若是脊椎長期持續呈現歪斜狀態，使得周圍的韌帶及神經僵化，或是肌力不足以支撐脊椎的情況，則需要多花時間才能獲得改善，症狀也會時好時壞。不過只要持續運動，就能舒緩歪斜，矯正骨頭歪斜，並提升支撐脊椎的肌力，就能改善症狀。儘管所需時間有長有短，最終每個人一定都能過上不必顧慮疼痛及症狀的舒適生活。

衷心期盼讀者能持之以恆地做本書介紹的體操與訓練，過上身心健康的生活。

日野秀彥

脊椎調整術能預防／改善這些症狀

頸椎（C1～7）

● 頸椎症候群、頸椎管狹窄症、頭痛、頭暈、耳鳴、突發性耳聾、梅尼爾氏症、失眠、自律神經失調症、血壓異常、肩膀痠痛、頸部疼痛、四十肩／五十肩、牙痛、腱鞘炎、手指麻痺、甲狀腺異常等

胸椎（T1～12）

● 肋間神經痛、氣喘、鎖骨疼痛、呼吸障礙、肺氣腫、心臟瓣膜疾病、心絞痛、肝功能障礙、胃／十二指腸／胰臟障礙、糖尿病、腎臟／脾臟障礙、血小板／白血球造血不良等

腰椎（L1～5）

● 腰痛、坐骨神經痛、腰椎管狹窄症、椎間盤突出、腰椎滑脫症、鼠蹊部／膝蓋疼痛、腰背鈍痛等

薦椎（S1～5）

● 髖關節痛、薦髂關節痛、鼠蹊部／膝蓋疼痛、大腸／直腸障礙、便祕、前列腺障礙、婦科疾病、腳抽筋、膀胱炎等

尾骨（Co）

● 尾骶骨痛等

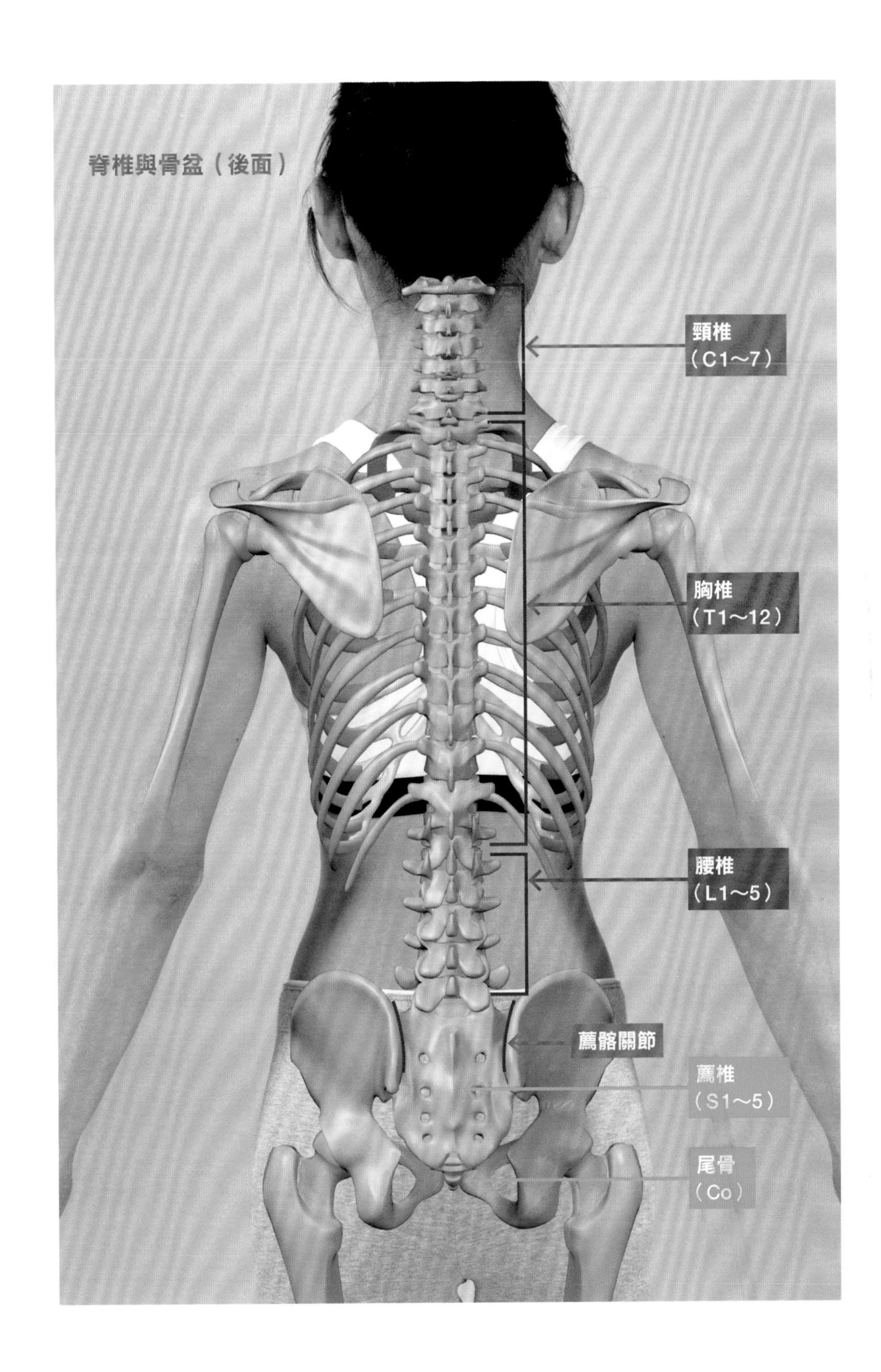
脊椎與骨盆（後面）
頸椎
（C1～7）
胸椎
（T1～12）
腰椎
（L1～5）
薦髂關節
薦椎
（S1～5）
尾骨
（Co）

目次

序章 以獨門學說治療身體不適的脊椎調整術

第1章

檢查身體，發現歪斜

第2章 脊椎調整術的基本運動

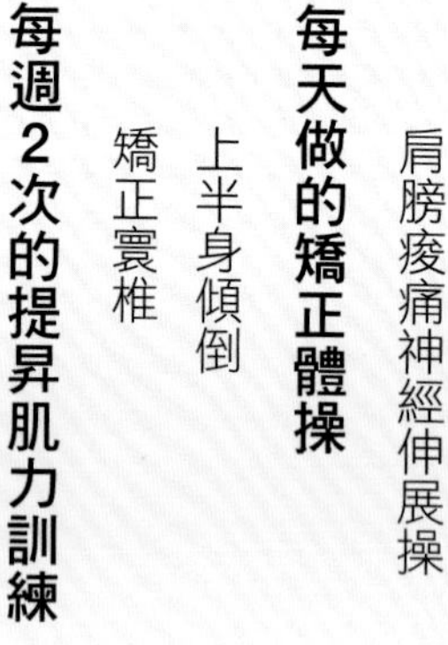

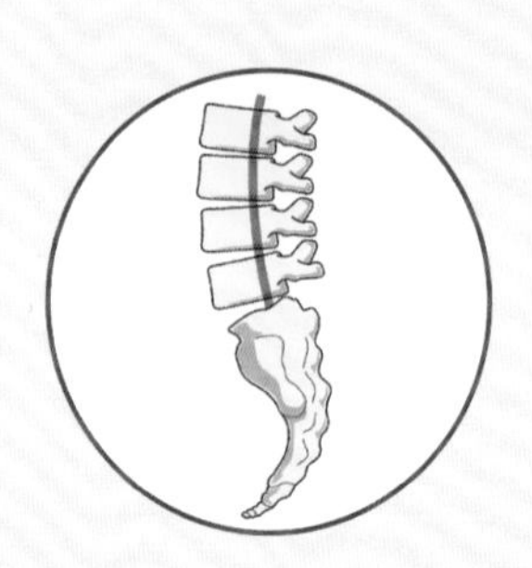

第3章

不同症狀的舒緩&矯正體操

第4章 不同症狀的肌力訓練&伸展操

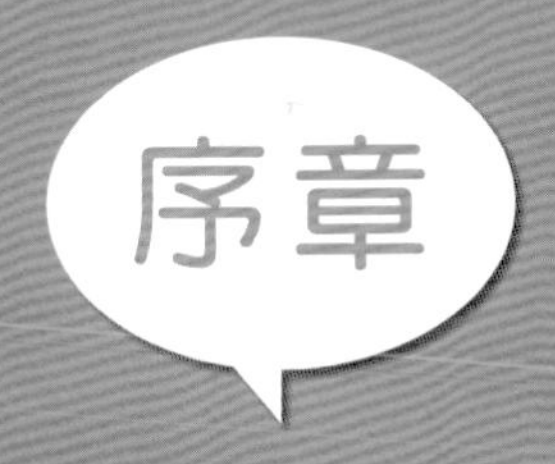

以獨門學說治療身體不適的脊椎調整術

脊椎調整術的基本

脊椎是由24塊椎骨與骶骨構成

脊椎（脊柱）由上而下可區分成「頸椎」（頸部骨頭）7塊、「胸椎」12塊及「腰椎」5塊，腰椎以下還有大塊「骶骨」及「尾骨」。

腰椎的數量因人而異，有些人是4塊或6塊，這是腰椎骶骨化或骶骨腰椎化的關係，基本上為5塊。

脊椎具有名叫「生理彎曲」的和緩曲線。負責支撐沉重的頭部，脊椎嚴重後彎的「圓背」會**引發後方偏位，即骶骨往後偏移**，導致周圍肌肉收縮或是產生機制不明的韌帶攣縮。

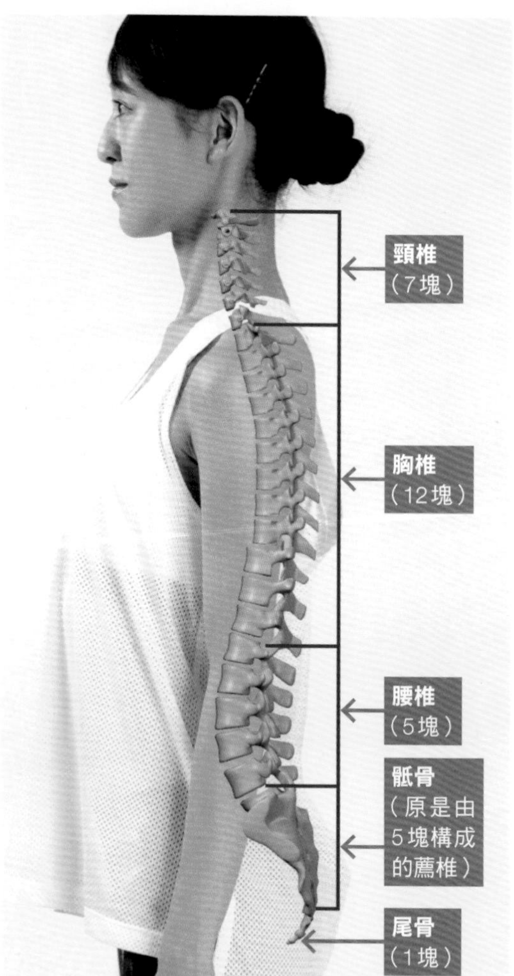

脊椎調整術的基本

骶骨能支撐身體上下左右的負擔

骶骨是位在腰椎下方、身體正中央，即骨盆的中心，左右兩側被髖骨包夾的倒三角形骨頭，**也是連結上半身與下半身的唯一一塊骨頭**。

骶骨原本為5塊薦椎（椎骨），隨著人體成長逐漸融合成一塊，用X光照嬰兒的骶骨，就會發現骶骨橫向分成5塊。

骶骨的側面看似耳朵，稱作耳狀面，與左右兩側的髖骨構成**薦髂關節**（參照下圖）。

從骶骨的骶骨孔除了會發出5對稱作骶神經的神經，連結臀部、性器、肛門及大腿部外，也會發出一部分坐骨神經（參照17頁）。

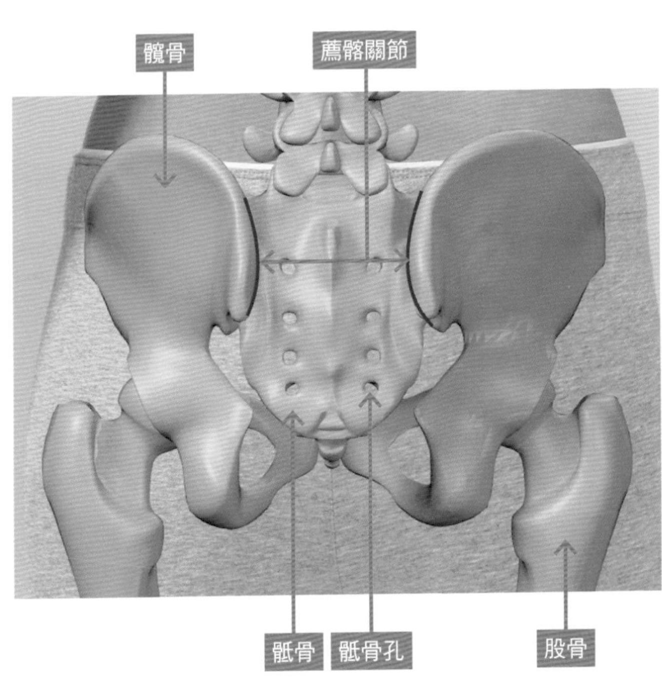

人體機能是透過神經網絡控制的

人體的所有機能是由神經系統負責掌控。神經系統可分成從腦與脊髓發出的**中樞神經**與遍布全身的**末梢神經**兩種。中樞神經負責匯集從全身上下蒐集的資訊，經過分析後再下達運動指令及調節內臟機能的指令，傳達到末梢神經。

末梢神經則負責將皮膚、內臟、眼、耳所感受到的資訊傳送到中樞神經，或是將中樞神經傳來的指令傳送到全身上下。

另外，末梢神經可大致分成**體性神經**（感覺／運動神經）及**自律神經**兩大類，自律神經是由**交感神經**與**副交感神經**所構成。

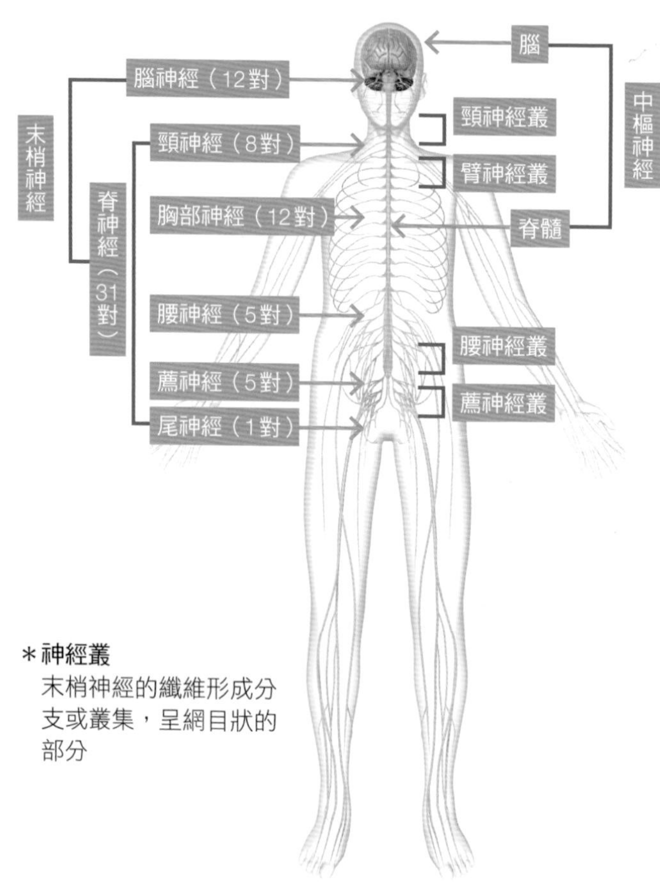

全身的神經系統

＊神經叢
末梢神經的纖維形成分支或叢集，呈網目狀的部分

脊椎調整術的基本

12對從腦發出的末梢神經

腦神經大多是由腦幹發出，分別分布在頭頸部的感覺系統及骨骼肌。部分腦神經也分布在大腦及胸部等處，掌管特定機能。

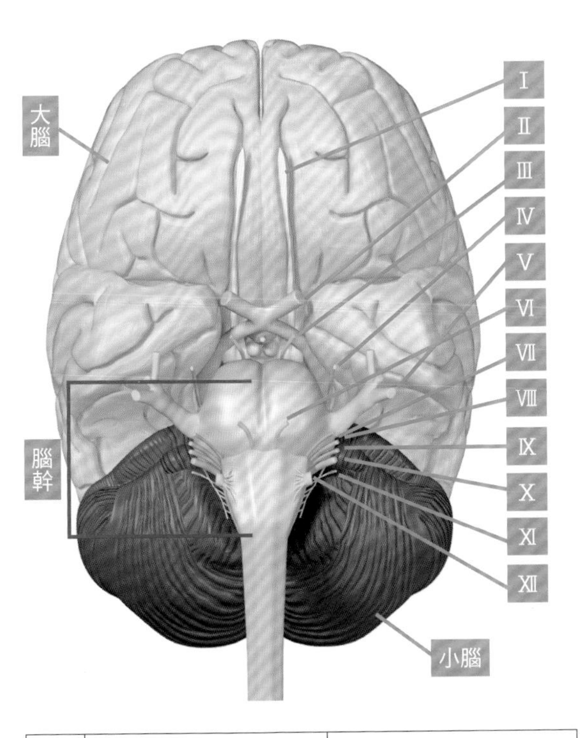

號碼	名稱／分類	功能
I	嗅神經（感覺神經）	嗅覺
II	視神經（感覺神經）	視覺
III	動眼神經（運動神經、副交感神經）	眼球運動
IV	滑車神經（運動神經）	眼球運動（上斜肌）
V	三叉神經（運動神經、感覺神經）	顏面／鼻／口／牙齒的知覺、咀嚼運動
VI	外旋神經（運動神經）	眼球運動（外直肌）
VII	顏面神經（運動神經、感覺神經、副交感神經）	表情肌的運動、舌頭味覺、淚腺及唾液的分泌
VIII	前庭耳蝸神經（感覺神經）	聽覺／平衡感
IX	舌咽神經（運動神經、感覺神經、副交感神經）	舌頭知覺／味覺、唾液腺的分泌
X	迷走神經（運動神經、感覺神經、副交感神經）	頭部／頸部／胸部／腹部（骨盆除外）的內臟知覺／運動／分泌
XI	副神經（副神經）	胸鎖乳突肌／斜方肌的運動
XII	舌下神經（運動神經）	舌部肌肉的運動

＊上述神經除了固有名詞外，大多以標示在頭部旁的羅馬數字為標示。

脊椎調整術的基本

臂神經叢的分布

臂神經叢是由頸部發出的第5～8頸神經及經過鎖骨、腋窩向下延伸至上臂、前臂及手部的第1胸神經前枝所構成。外側神經束為**肌皮神經**、**正中神經**、**尺骨神經**，後神經束為**橈神經**，分布於上肢整體。從肩膀運動到手指屈曲，均由上述神經各自發揮作用。

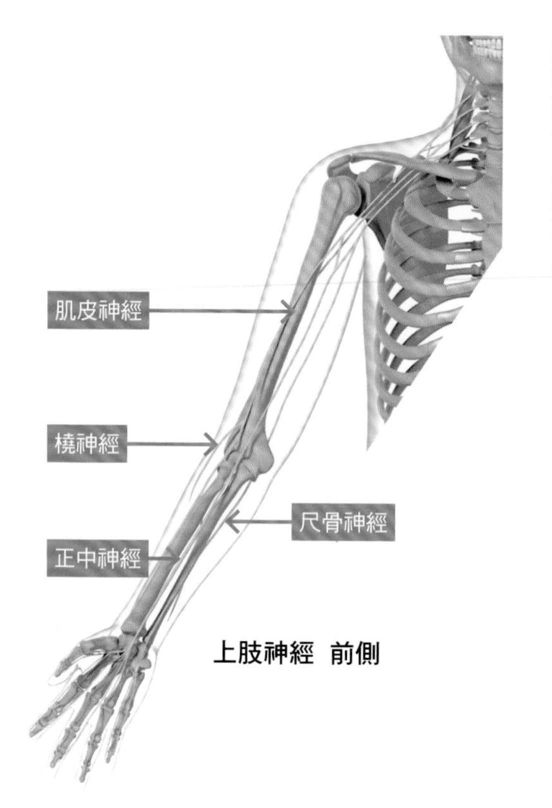

上肢神經 前側

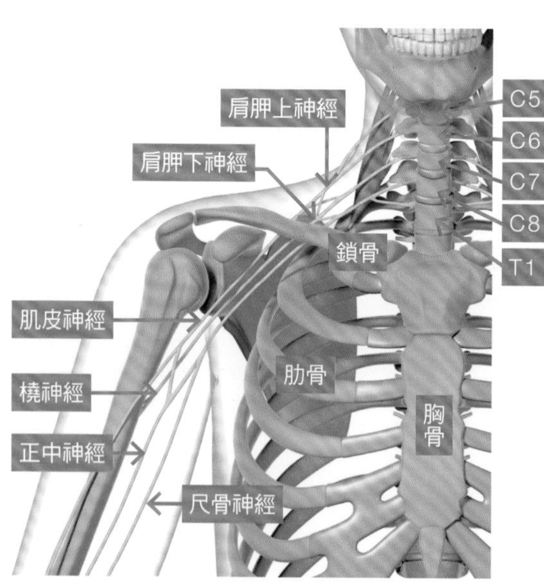

臂神經叢

脊椎調整術的基本

腰神經叢與骶神經叢的分布

腰神經叢是從脊神經分枝出來，向下延伸到下肢的神經叢。與第12胸神經到第4腰神經的5根神經前枝連結，分布在骨盆前側。腰神經叢的最大分枝——股神經經過鼠蹊部前側，分布於股四頭肌等的前側。

全身最長、最粗的**坐骨神經**是從骶神經叢發出，約在膝蓋高度分成脛骨神經與總腓神經。

股神經
坐骨神經
伏在神經
股骨
總腓神經
脛骨
腓骨
深腓神經
淺腓神經

下肢神經 前側

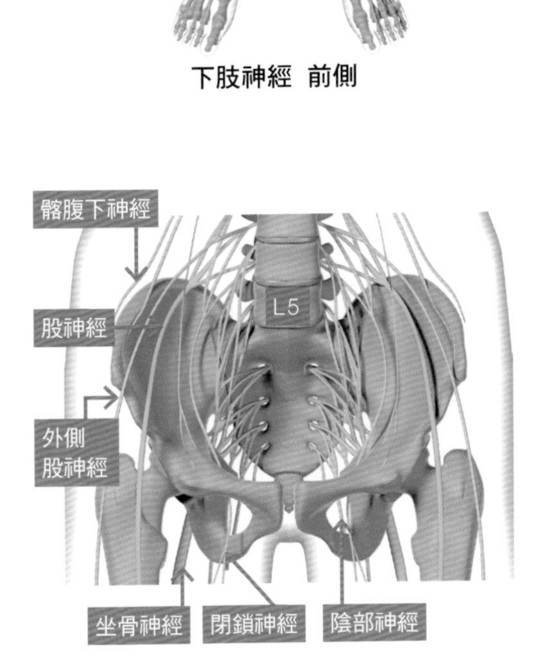

腰骶神經叢

脊椎調整術的基本

薦髂關節偏移數公分

薦髂關節可動學說與代償性動作

骶骨是唯一一塊連結上半身與下半身的骨頭，作為上半身的基石支撐身體。因此連結骶骨與髂骨的薦髂關節韌帶相當強韌，長久以來骶骨一直被認為幾乎不能活動。不過實際觀察身上患有各種症狀的患者骶骨，**就會發現在有些人身上，理應不會活動的骶骨竟然偏移數公分。此即脊椎調整術的基本「薦髂關節可動學說」**。

若是薦髂關節大幅活動，關節中間的骶骨也會跟著大幅偏移。骶骨一偏移，其上方的腰椎、胸椎及頸椎自然也會隨之歪斜。一旦骶骨往後偏移，即**後方位移**（從薦髂關節的結構來看，骶骨不會自然往前偏移），腰椎的前彎幅度會變小，胸椎也會不易後彎。這麼一來，為了維持身體平衡，頭部就會往前，形成所謂的**「駝背」**姿勢，結果就會造成1、7號頸椎往後偏移。

不僅如此，胸肋關節（胸骨及肋骨的關節）、胸鎖關節（胸骨與鎖骨的關節）及肩胛上臂關節（肩胛骨及肱骨的關節）會**內旋**（往內側偏位），重心往前，成了骶骨的「※**代償性動作**」，骶骨為支撐重心，就會往後偏移，造成惡性循環。

另外，骶骨還會向左右兩側傾斜，即**斜轉**（參照20頁）。比方說，從後方看骶骨往右偏時，腰椎就會往右偏（側彎），這時其上方的胸椎就會往左偏來維持平衡。因此嚴重的話，脊椎就會呈S字姿勢。而代償性動作並不限於單方面，有時也會同時發生往後偏移及往左右兩側偏移。骶骨歪斜影響的不只腰部，就是因為會產生上述代償性動作。

脊椎歪斜

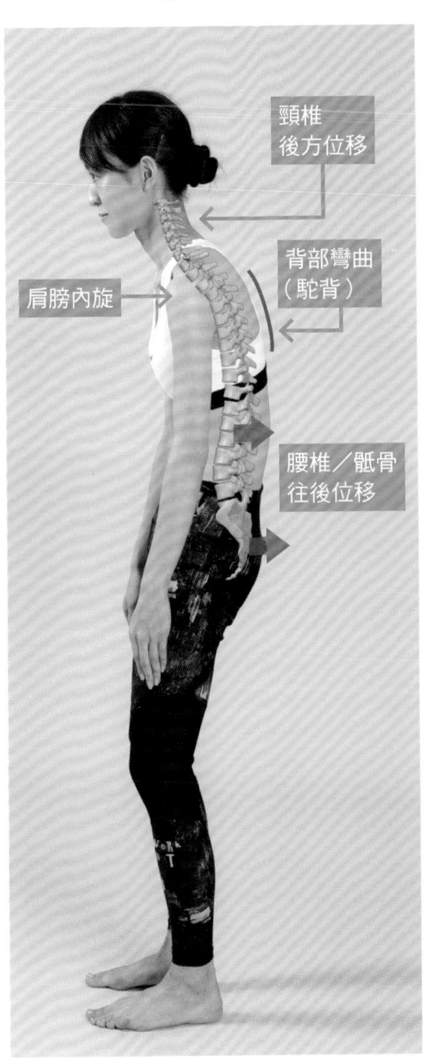

正常的脊椎曲線

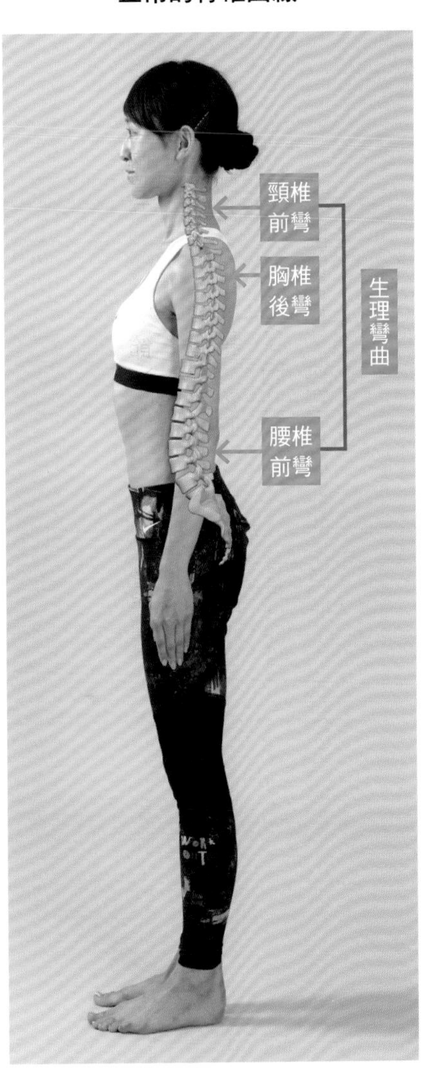

※代償性動作：由於骶骨偏移連帶造成其他部位歪斜，就稱作骶骨的代償性動作。

神經受到拉扯
神經牽引學說與神經傳導異常

骶骨歪斜不只會造成骨頭歪斜的問題。脊椎內部有連結腦部的脊髓通過，從脊髓分支出的神經從椎骨發出並分歧，與聯絡交感神經的神經連結並向全身伸展。脊椎偏移會使這些神經受到拉扯，呈現過度緊繃狀態。

如前所述，現代醫學認為椎間盤突出及椎管狹窄等症狀均是神經受到壓迫所致，**脊椎調整術則是認為神經受到拉扯後引發傳導異常，進而引發各種症狀**。換句話說，造成各種疼痛及症狀的原因在於神經傳導異常所致，此即**「神經牽引學說」**。

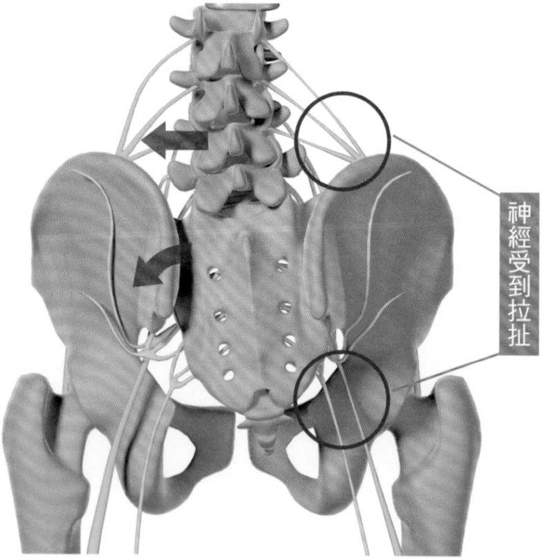

神經受到拉扯

當骶骨向左傾斜時，右方的神經就會受到拉扯（神經牽引），使得右側腰部到腳尖會出現疼痛及麻痺等症狀。

骶骨斜轉（後側）

脊椎調整術3要素「舒緩／矯正／提昇肌力」

脊椎調整術是運用3項要素來改善神經傳導異常所產生的症狀。

現代醫學並沒有針對脊椎歪斜會使身體產生哪些症狀及其出處進行調查。因此，即便動手術也無法根治病因，很可能再度復發。脊椎調整術則透過：

① 舒緩
② 矯正
③ 提昇肌力

3項要素的運動來根治難以治癒的症狀。

上述3項要素當中，要各位特別注意的是③提昇肌力訓練。為什麼脊椎會歪斜呢？大多原因是出在自身體重及缺乏足以承受日常生活動作及運動的肌力。此外，即使好不容易矯正好骨頭歪斜，若缺乏肌力，骨頭很快又會恢復原狀。

提到「肌力訓練」，有許多人光是聽到就會產生排斥意識，脊椎調整術將為各位介紹簡單又能促進所需肌肉活動的訓練。為維持正常的脊椎狀態，請務必每週做2次肌力訓練。先舒緩再矯正，為避免症狀繼續惡化，就要耐心提昇肌力，僅此而已。

①舒緩

● **ROM運動®**

拓展因脊椎歪斜而僵化的關節可動域，舒緩神經。

代表範例

轉動雙腳

➡詳情請參照60頁

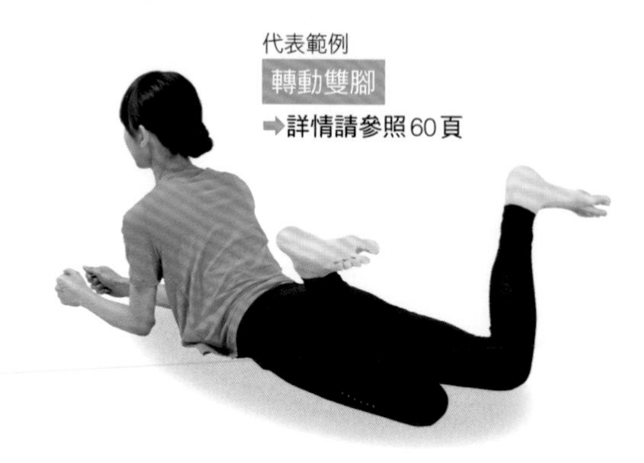

● **神經伸展操®**

藉由有意識地伸展神經來改善神經傳導異常。

代表範例

坐骨神經伸展操

➡詳情請參照66頁

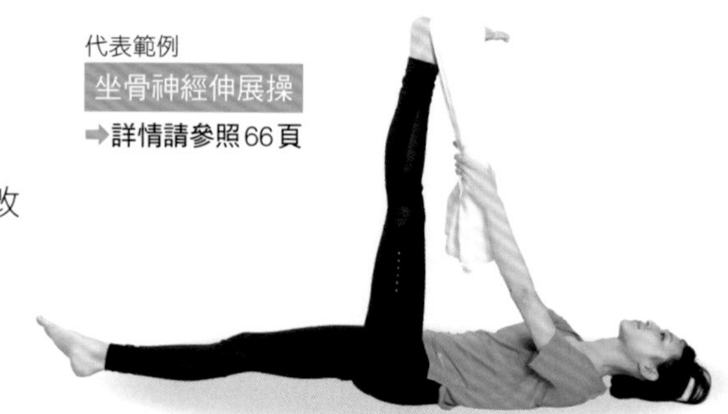

②矯正

使歪斜的脊椎及關節回到正確位置。

代表範例

上半身傾倒

➡詳情請參照70頁

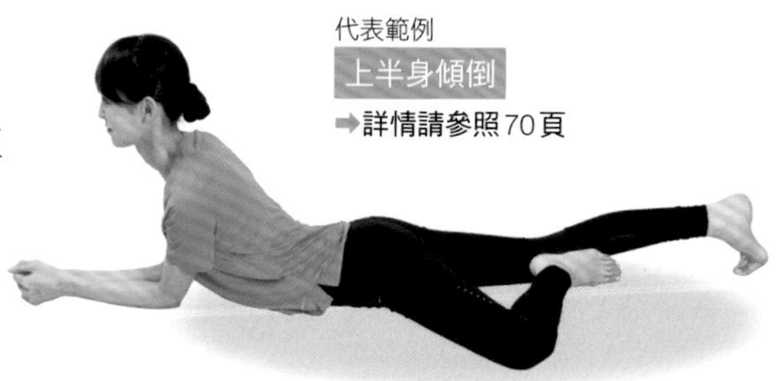

③提昇肌力

透過鍛鍊支撐骨骼的肌肉來穩定骨骼，避免骨骼歪斜。

代表範例

後踢

➡詳情請參照74頁

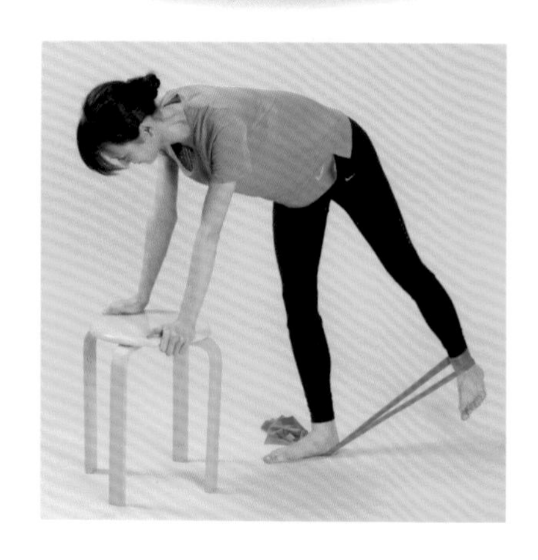

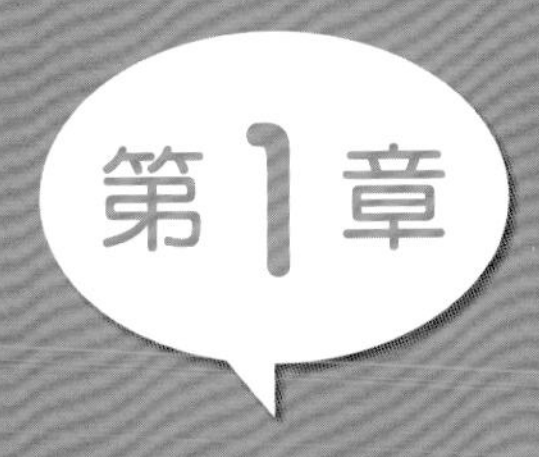

檢查身體，發現歪斜

檢查
身體部位
的排列

檢查身體的歪斜

從正面、背面及側面觀看站姿，檢查全身骨頭是否歪斜。

檢查方法

眼看前方筆直站立，腳跟併攏，腳尖稍微打開，端正姿勢。從前後看，檢查耳朵位置、肩膀高度、髂骨稜（參照43頁）高度、膝蓋與內踝間隔、腳尖方向等左右傾斜差距。

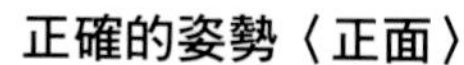

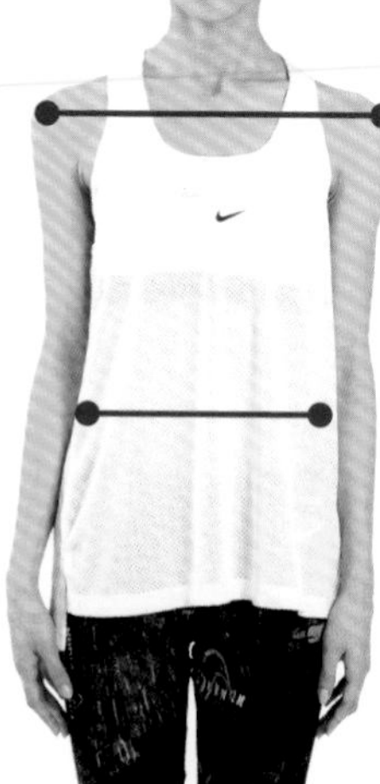

左右兩側有差距的情況

表示身體的中心骶骨斜轉（偏向左右兩側），其上方的脊椎產生代償性動作，導致整個脊椎歪斜。一旦骶骨傾斜，不光是其上方的脊椎，其他諸多關節也會產生歪斜。

膝蓋、內踝無法併攏的情況

若臀大肌虛弱無力，會使股骨向外亞脫臼，膝蓋自然無法併攏。另外若股骨內旋的話，內踝就無法併攏。

檢查方法

從側面來看，檢查耳介點、肩峰點、大轉子點、膝蓋點及外踝點是否垂直連成一直線。

正確的姿勢〈側面〉

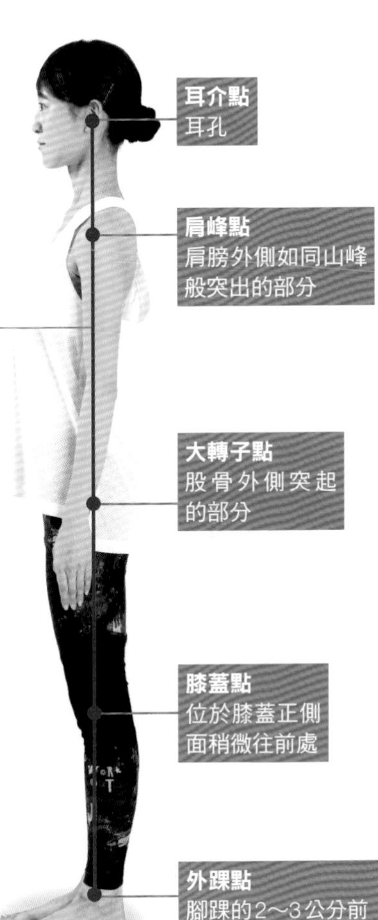

若骶骨及脊椎歪斜

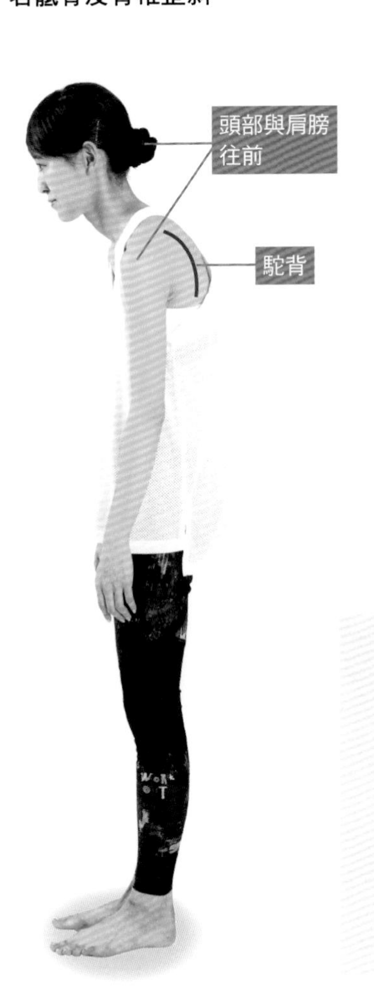

各點位置偏移的情況

正常的脊椎是腰椎前彎（往前），胸椎後彎，頸椎前彎來維持平衡。若骶骨往後偏移的話，腰椎就不會前彎，作為代償，頭蓋骨會往前偏移、背部彎曲、肩膀大幅向內彎曲等，對諸多關節也會造成影響。

容易歪斜的頸椎變形是引發諸多症狀的原因

由於從腦部發出的腦神經集中在7塊頸椎中位於最上方的頸椎1號，及其下方的2號腹側，還得支撐據說重達5～7公斤的頭部，使之能上下左右朝各種方向運動，因此，頸椎1號以及2號非常容易歪斜。

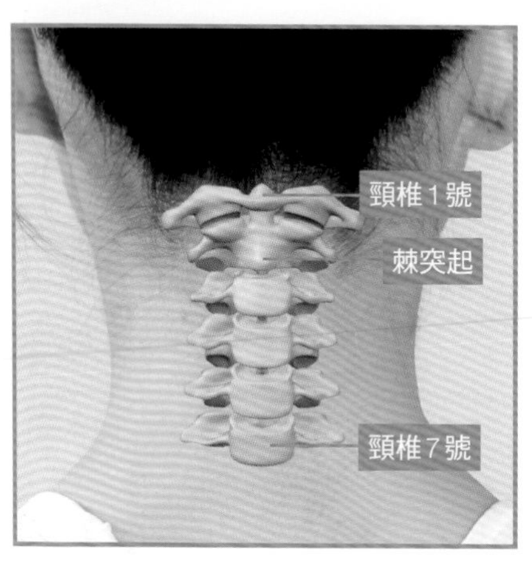

當頸椎1號及2號偏移時，神經就會受到腦幹拉扯，在神經末端的器官引發各種症狀。除了頭痛及頭暈等頭部及臉部症狀之外，諸如自律神經失調症、失眠等原因不明的身體不適，只要矯正這部分歪斜大多能改善症狀。

另外，由於從臂神經叢發出的神經向上肢延伸，也會引發手指麻痺。

源自頸椎歪斜的主要症狀

椎骨	主要相關神經	相關器官及部位	主要症狀
頸椎1～2	II～III腦神經（參照15頁）	眼、淚腺、舌、喉嚨等上從眼睛下至腸道的各種內臟器官	眼睛疲勞、乾眼症、血壓異常、心律不整、失眠、偏頭痛、自律神經失調症、梅尼爾氏症、頭暈、耳鳴、耳聾、顏面神經痛、味覺異常、唾液分泌異常、顳顎關節症候群、牙痛、甲狀腺異常、三叉神經痛、頸部僵硬／痠痛、肩膀痠痛、大拇指／食指麻痺、癲癇
頸椎1～3	正中神經	頸部、肩膀、手臂、大拇指、食指	
頸椎4～6	橈神經	頸部、肩膀、手臂、中指	肩膀痠痛、腱鞘炎、中指麻痺
頸椎7、胸椎1～3	尺骨神經	頸部、肩膀、手臂、小指及無名指	多汗症、小指／無名指麻痺、鎖骨痛、自律神經失調症、呼吸障礙

※有時候實際矯正的部位與解剖學上的部位會有不同。

檢查
頭部、頸部、手指

頭蓋骨與頸根沒有落差

藉由確認頭與頸根之間有無落差，來檢查頸椎1號是否往後偏移。

歪斜部位

頸椎1號

檢查方法

用手指觸摸頸部後方的頭蓋骨與頸根，確認其間有無落差。頭蓋骨與連結脊椎的頸椎1號（寰椎）之間通常約有1公分左右的落差，如果沒有落差的話，就表示頸椎1號往後偏移（後方位移）。

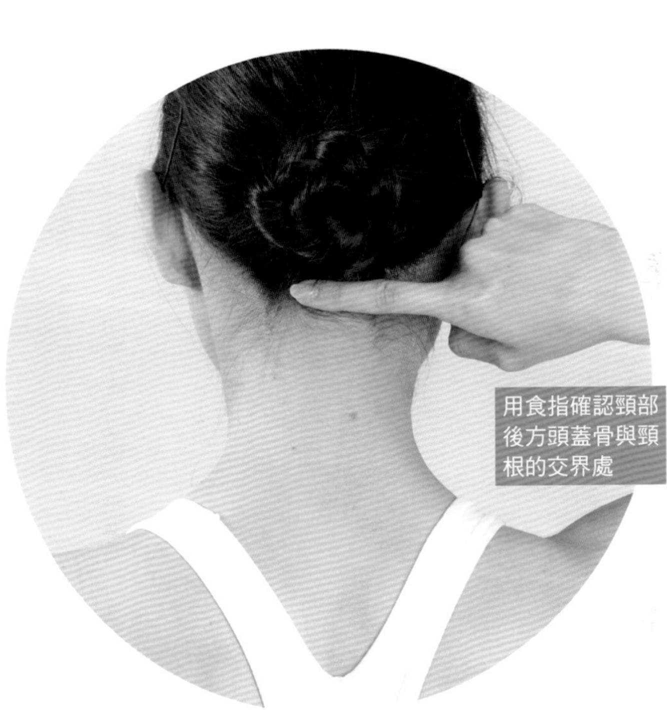

用食指確認頸部後方頭蓋骨與頸根的交界處

頭蓋骨與頸根沒有落差的情況

沒有落差的人，頭部會往前突出，作為骶骨的代償性動作。為了支撐頭部，頸椎1號會往後偏移（參照25頁）。一旦頸椎1號偏移，就會從腦幹拉扯到整個腦部，引發頭痛、頭暈、耳鳴、眼睛症狀等各種症狀。

不過在頸椎偏移造成腦神經傳導異常的情況，則會出現各種症狀，並沒有一定的模式。

按壓頸部側邊

藉由確認頸部有無疼痛或緊繃，可知頸椎是否有歪斜。

檢查
頭部、頸部、
手指

歪斜部位
頸椎
4～6號

檢查方法

用手指觸摸頸部側面，稍微改變手指位置按壓頸部。藉由手指上下觸摸來確認頸部是否有疼痛或緊繃。頸部的左右兩側都要確認。

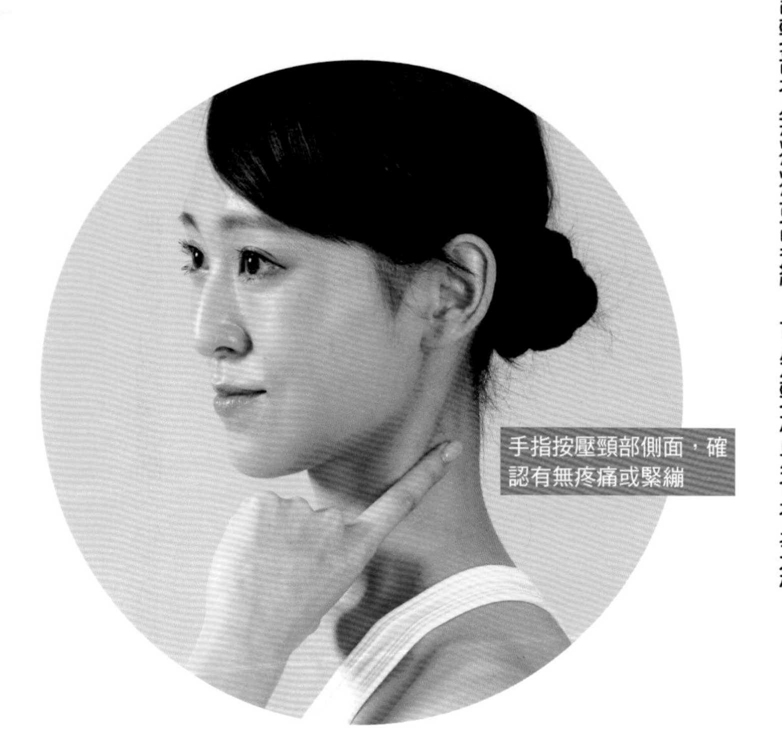

手指按壓頸部側面，確認有無疼痛或緊繃

頸部有疼痛或緊繃的情況

表示頸椎4～6號有歪斜，橈神經發生傳導異常。

頸椎歪斜不僅是導致頸部疼痛與僵硬等的原因，肩膀、手臂、手指的大拇指、食指、中指會出現麻痺，也會出現手掌及手指不易向後彎曲的症狀。

何謂橈神經

從臂神經叢發出、延伸到手部關節的神經。經過前臂（肩膀到手肘）後側，從前臂外側沿著橈骨到達大拇指、食指及中指（參照16頁）。

檢查
頭部、頸部、手指

左右轉動頸部

藉由確認轉動頸部時有無疼痛及可動域範圍大小，來判斷頸椎是否歪斜。

歪斜部位
頸椎
1～3號

檢查方法

維持下巴高度不變，如同扭轉般左右轉動頸部。轉動時，注意上半身朝向正面，肩膀不要轉動。

向左轉動

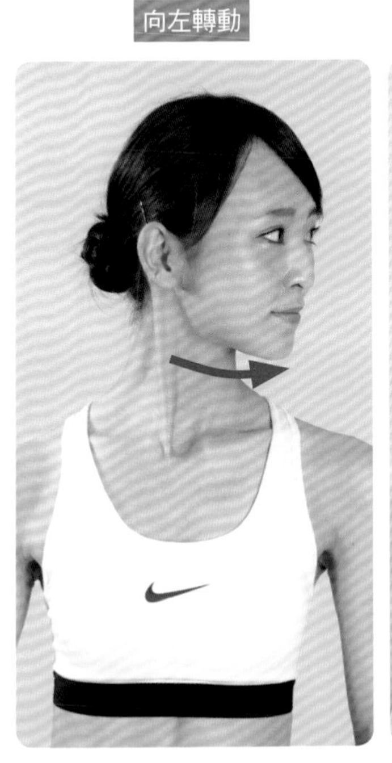

向右轉動

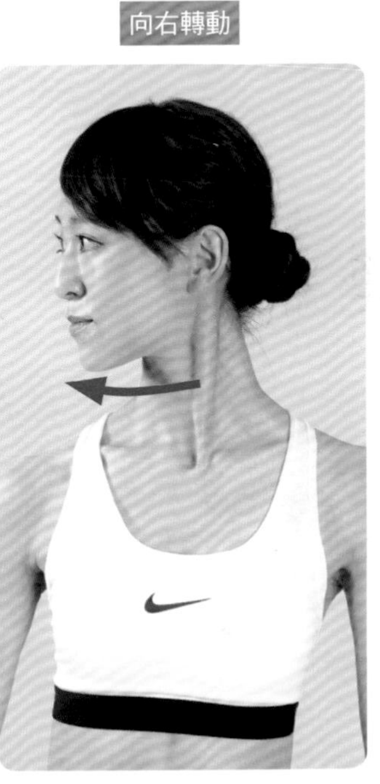

頸部無法左右轉動90度的情況

頸部無法左右轉動到90度，或是朝容易轉動的方向扭轉（參照33頁）。如有出現疼痛，就表示頸椎1～3號出現歪斜。這是正中神經發生傳導異常。另外，頭部、手臂及手指，特別是大拇指、食指、中指及無名指也會出現症狀。

不過解剖學與實際動作也會有出入。

何謂正中神經

從臂神經叢發出，經過上臂、前臂內側到達手部關節，或是經過腕隧道到達手掌的神經（參照16頁）。

檢查
頭部、頸部、手指

頭部向左右側屈

藉由確認有無出現疼痛及可動域範圍大小，來判斷頸椎（特別是4～6號）有無歪斜。

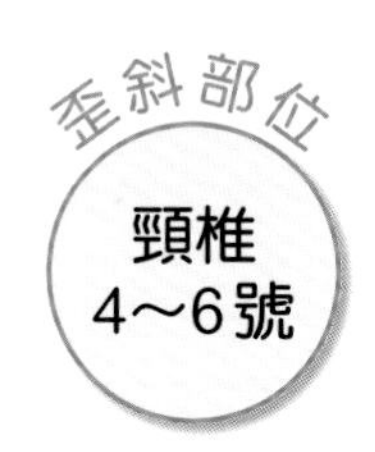

檢查方法

面朝前方，頸部如歪頭般向左右側屈。

頸部向左側屈

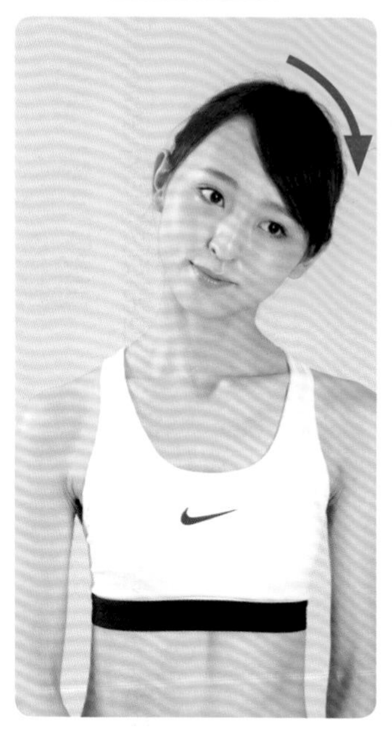

頸部向右側屈

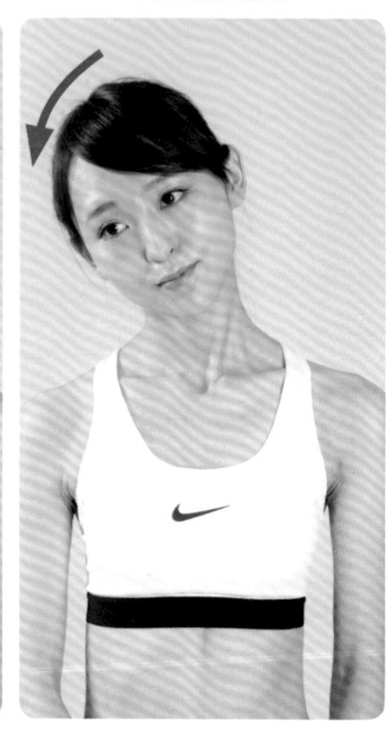

頸部無法向左右側屈45度的情況

若頸部無法向左右側屈45度或是出現疼痛，表示頸椎4～6號發生左右位移。從後面看來向左位移的話，頸部就不易往左側屈。

這是橈神經發生傳導異常。

另外，除了頸肩症狀之外，有時在頭部、手臂、手指，尤其是大拇指、食指、中指也會出現症狀。

檢查
頭部、頸部、手指

頭部上下活動

藉由確認有無出現疼痛及可動域範圍大小，來判斷頸椎7號及胸椎1～3號是否歪斜。

歪斜部位

頸椎7號
胸椎
1～3號

檢查方法

肩膀維持不動，使頭部上下活動90度。

頭部下彎

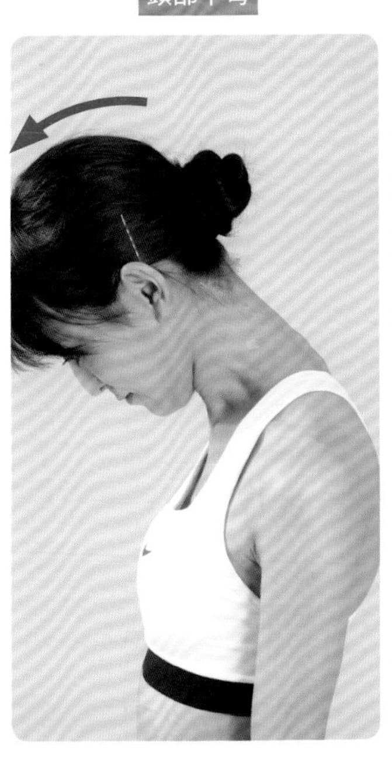

頭部上抬

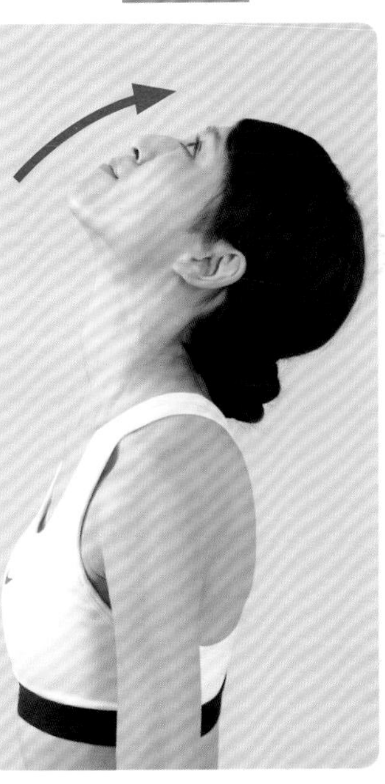

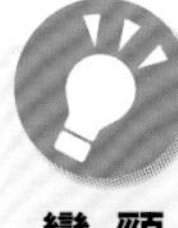

頸部無法上下彎曲90度的情況

若頸部一動就痛或是無法充分活動，表示頸椎7號往後偏移。因此頸椎7號的棘突起會碰撞胸椎1號，不僅頭部無法往上抬，由於頸椎的基底頸椎7號偏移，其他的頸椎也會為了維持平衡而歪斜。

上述頸椎與胸椎歪斜會引發肩膀痠痛、手臂與手部緊繃及麻痺等，在手指的無名指與小指也會出現症狀。

檢查
頭部、頸部、
手指

按壓鎖骨內側

藉由確認有無出現疼痛及位置，可得知頸椎1～3號有無歪斜、位移及扭轉的方向。

歪斜部位
頸椎
1～3號

檢查方法

用食指觸摸鎖骨內側，稍微改變位置按壓來確認是否出現疼痛。

確認左側鎖骨內側

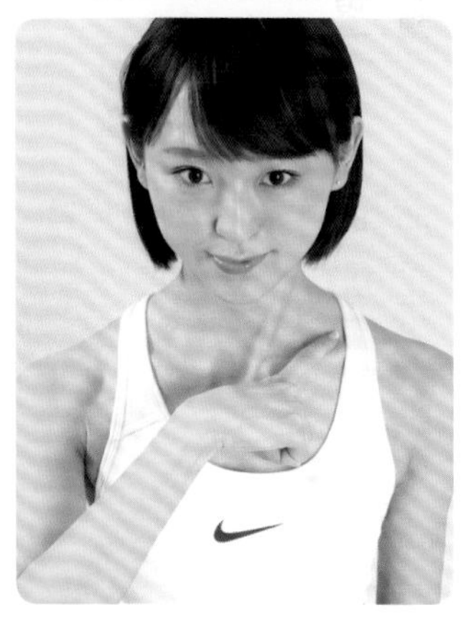

確認右側鎖骨內側

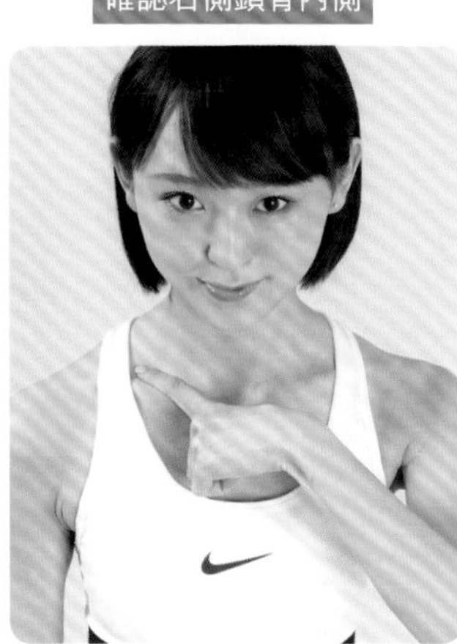

有出現疼痛及緊繃的情況

表示頸椎1～3號出現歪斜，正中神經的傳導出現異常。若左側感覺疼痛，表示頸椎1～3號往右偏移（右位移）及向左扭曲（左扭轉），左右兩側均疼痛表示往後偏移（後方位移），這些都是引發頭痛、耳鳴、頭暈、手指麻痺等的原因。

何謂頸椎位移？

後方位移、左右位移、左右扭轉、左右斜轉

脊椎歪斜可分成**骨頭前後左右偏移的「位移」、往左或往右傾斜的「斜轉」及扭曲的「扭轉」**。往後偏移的情況稱作「後方位移」，往右扭曲的情況稱作「右扭轉」，不過實際上大多會同時出現兩種以上歪斜症狀，像是脊椎扭轉偏移、位移斜轉等。

因此，通過椎骨中間的脊髓以及由此分支出的神經根就會被四面八方拉扯，引發神經傳導異常。根據被拉扯的神經及部位而異，產生疼痛及麻痺等的部位及症狀也會有不同。脊椎調整術藉由矯正脊椎歪斜，不僅能消除疼痛及麻痺等不適症狀，還能改善沒有自覺症狀的身體不適，打造健康的身體。

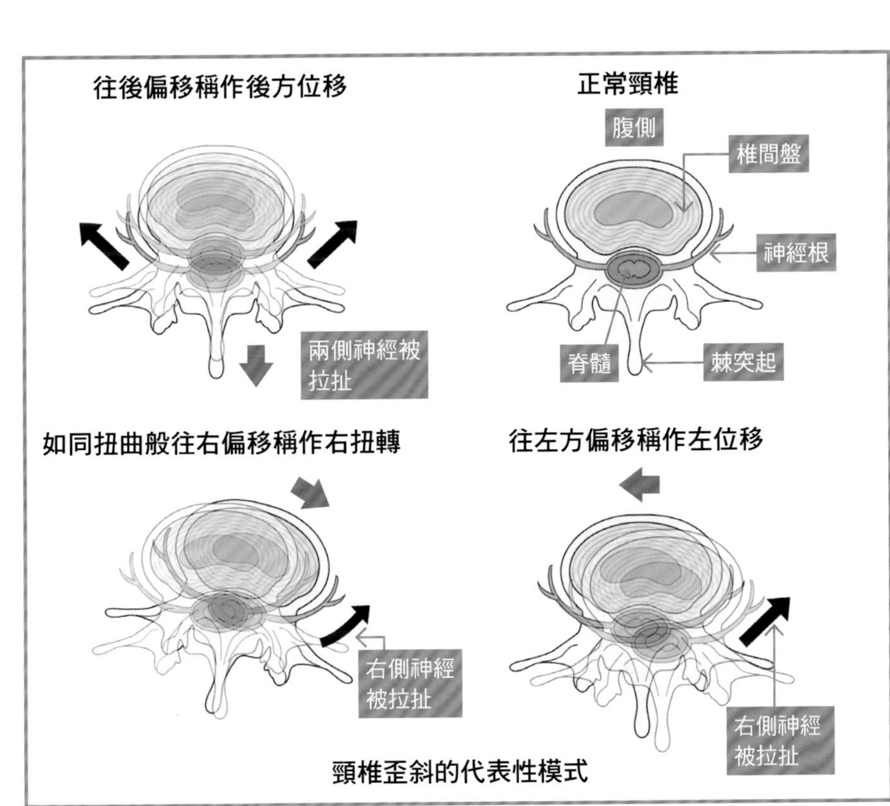

頸椎歪斜的代表性模式

檢查
頭部、頸部、
手指

手指放入鎖骨之間

檢查左右鎖骨的間隔，確認肩膀及鎖骨關節有無歪斜。

歪斜部位
胸鎖關節
肩鎖關節
肩胛上臂關節

檢查方法

檢查下巴下方、左右鎖骨之間能否放入兩根以上的手指。

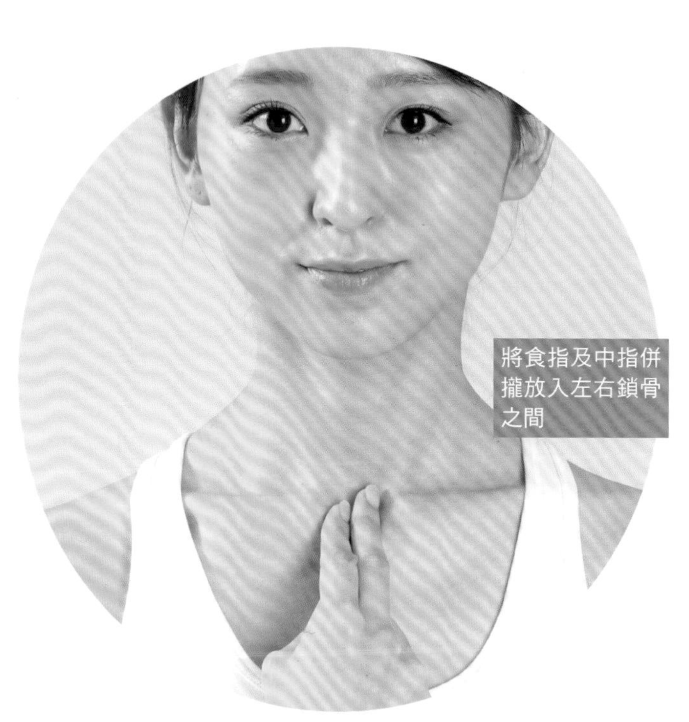

將食指及中指併攏放入左右鎖骨之間

無法放入兩根手指的情況

左右鎖骨的正常間隔為相距兩根手指距離。若鎖骨的間隔狹窄，無法放入兩根手指，表示骶骨歪斜引發代償性動作，造成背部彎曲，胸鎖關節、肩鎖關節及肩胛上臂關節內旋（朝向內側）。

檢查
頭部、頸部、
手指

按壓手肘外側（大拇指側）

藉由確認有無疼痛或緊繃，可知頸椎（特別是1～3號）有無歪斜。

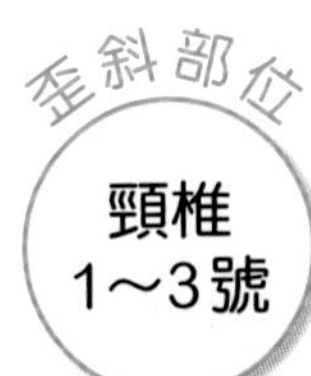

檢查方法

稍微彎曲左手肘，中指及無名指兩指併攏，按壓距離彎曲手肘的中心點約1公分外側（大拇指側），接著稍微上下前後移動手指按壓，確認有無疼痛或緊繃。右肘也是一樣。

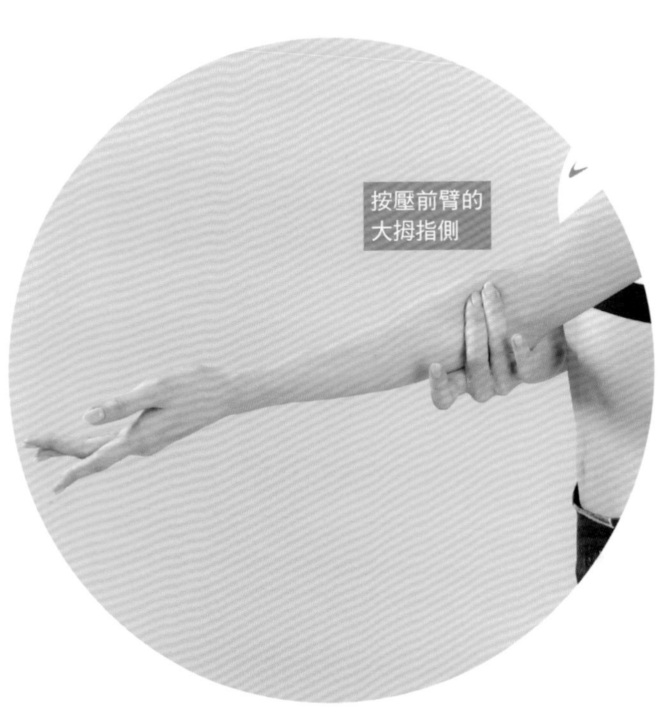

有疼痛或緊繃的情況

表示頸椎1～3號出現歪斜狀況，正中神經的傳導出現異常。

除了頸部疼痛及僵硬等外，肩膀、手臂、手指的大拇指、食指及中指也會出現症狀。

檢查
頭部、頸部、
手指

按壓手肘內側（小指側）

藉由確認手肘內側有無疼痛或緊繃，可知頸椎7號、胸椎1～3號有無歪斜。

歪斜部位

頸椎7號
胸椎
1～3號

檢查方法

稍微彎曲右手肘，用大拇指按壓距離彎曲手肘的中心點約1公分內側（小指側），接著稍微上下前後移動手指按壓，確認有無疼痛或緊繃。左手肘也是一樣。

按壓前臂的小指側

有疼痛或緊繃的情況

表示頸椎7號、胸椎1～3號有歪斜，尺神經出現傳導異常。除了頸部疼痛及僵硬，肩膀、手臂、手指的無名指及小指也會出現症狀。

何謂尺神經？

從臂神經叢發出，經過上臂、前臂內側到達手部關節，或是經過腕隧道到達手掌的神經，另外也會發出肌支延伸到無名指及小指（參照16頁）。

肩胛骨歪斜造成駝背 是引發諸多症狀的原因

肩胛骨以肩關節連結鎖骨及肱骨，可內彎外開，上下自由活動，幫助上臂做大動作，擴大可動域。然而一旦肩胛骨歪斜，**就會產生代償性動作，使肩膀內旋、背部彎曲形成駝背，導致肩胛骨打開或是維持聳起狀態。**

不僅如此，肩胛骨一有歪斜，附著在肩胛骨上的斜方肌及提肩胛肌等肌肉的動作也會惡化。嚴重時，從脊神經延伸到指尖的尺神經及橈神經也會產生傳導異常，引發各式各樣的症狀。

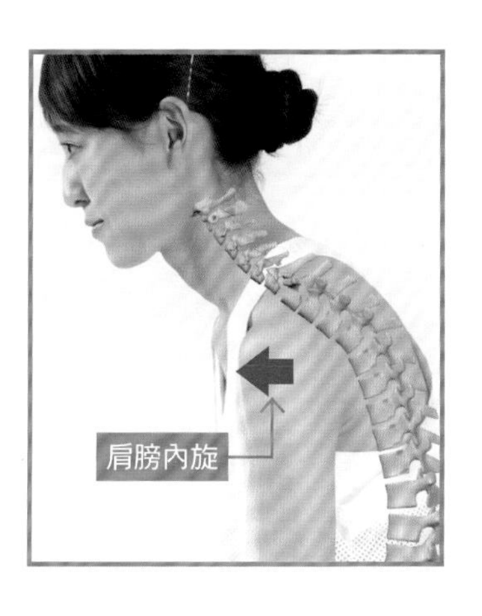

脊椎歪斜所產生的主要症狀

椎骨	主要相關神經	相關器官及部位	主要症狀
頸椎4～6號	橈神經	頸部、肩膀、手臂、中指	肩膀痠痛、腱鞘炎、中指麻痺
頸椎7號、胸椎1～3號	尺神經	頸部、肩膀、手臂、小指／無名指	多汗症、小指／無名指麻痺、鎖骨疼痛、自律神經失調症、呼吸障礙、哮喘

檢查
肩胛骨

觸摸肩胛骨下角

藉由確認能否用手指觸摸到另一邊的肩胛骨下角，可知肩膀及鎖骨關節是否歪斜。

歪斜部位

胸鎖關節
肩鎖關節
肩胛上臂關節

檢查方法

左手繞到背後，用食指觸摸另一邊的肩胛骨下角（參照37頁），確認能否觸碰到。右手也是一樣。

用左手觸碰右肩甲骨的下角

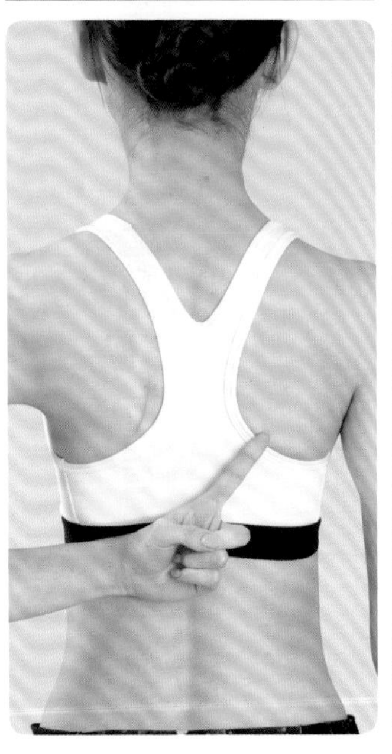

用右手觸碰左肩胛骨的下角

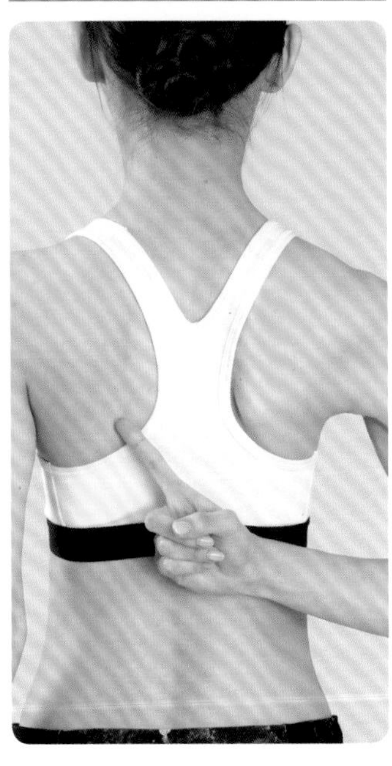

無法處碰到的情況

表示骶骨歪斜引發代償性動作，使得肩膀內旋、背部彎曲，胸鎖關節／肩鎖關節／肩胛上臂關節內縮。

檢查
肩胛骨

檢查肩膀屈曲

藉由確認仰躺後伸直的手臂能否貼地，可知肩膀及鎖骨關節是否歪斜。

歪斜部位

胸鎖關節
肩鎖關節
肩胛上臂關節

檢查方法

仰躺後慢慢抬起右手，伸直手肘慢慢向後伸，使手背貼地。檢查肩膀、手肘、手腕能否貼地。左手也是一樣。

肩膀屈曲

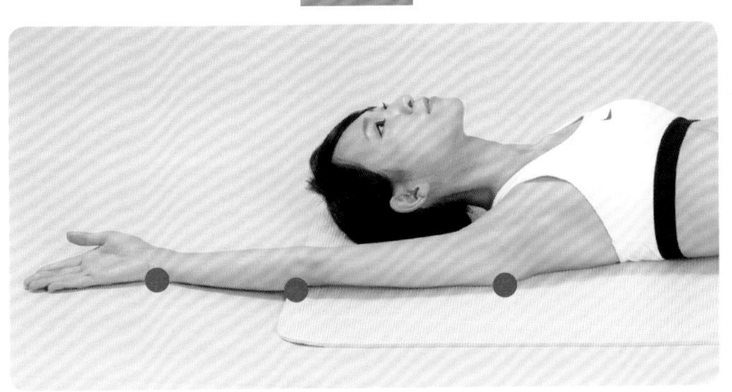

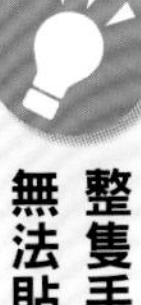

整隻手無法貼地的情況

表示骶骨歪斜引發代償性動作，使得肩膀內旋、背部彎曲，胸鎖關節／肩鎖關節／肩胛上臂關節內縮。

這時，肩胛骨的肌肉、棘上肌、棘下肌、小圓肌、肩胛下肌連接上臂的那端會產生攣縮。

檢查
肩胛骨

按壓肩胛骨內側

藉由確認肩胛骨內側有無疼痛或僵硬，可知胸椎2、3號是否歪斜。

歪斜部位

胸椎
2、3號

檢查方法

右手的中指及無名指併攏，沿著骨頭按壓另一邊的肩胛骨內側（脊椎側）。左手也是一樣。

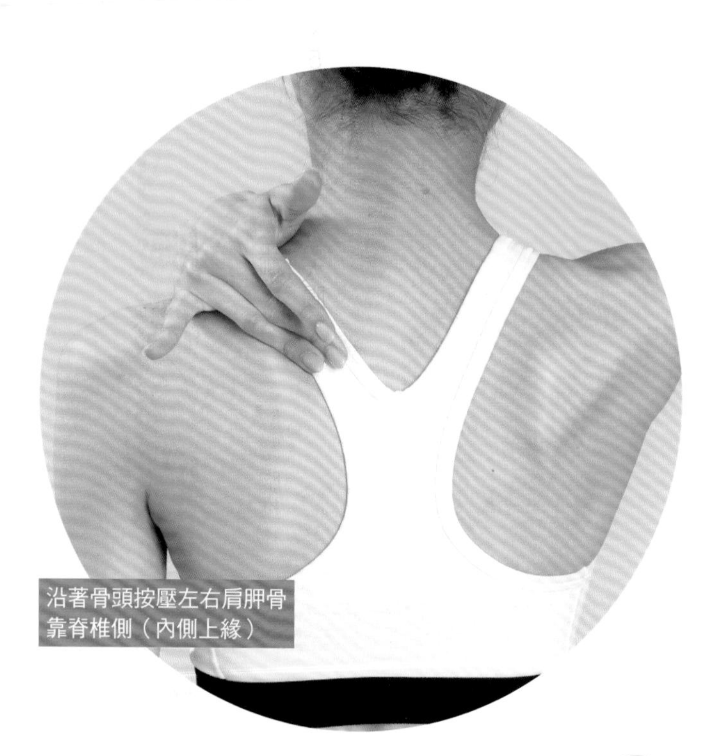

沿著骨頭按壓左右肩胛骨靠脊椎側（內側上緣）

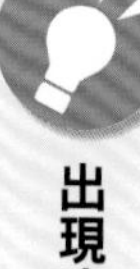

出現疼痛的情況

如有感覺疼痛或僵硬，表示胸椎2、3號歪斜，星狀神經節傳導出現異常。

星狀神經節

交感神經第1胸神經節與下頸神經節融合成的神經節。根據線上字典的釋義：「星狀神經節由於形狀呈扁平星狀而得其名。」不過實物卻有別於一般印象（參照98頁）。

胸椎歪斜是造成內臟機能降低的原因

胸椎的6～8號右側連結肝臟及膽囊，左側連結胃與胰臟，胸椎10～12號連結小腸與腎臟，腰椎4、5號的前枝則連結大腸。

一旦胸椎歪斜，連結這些臟器的神經就會發生傳導異常，不僅肌肉受影響，連構成臟器的所有組織都會僵化，導致內臟機能衰退。

若內臟壁僵化，拍打側腹就會感覺疼痛。

只要矯正偏移的胸椎，就能舒緩僵化症狀，血液檢查的結果也能獲得改善。

胸椎歪斜

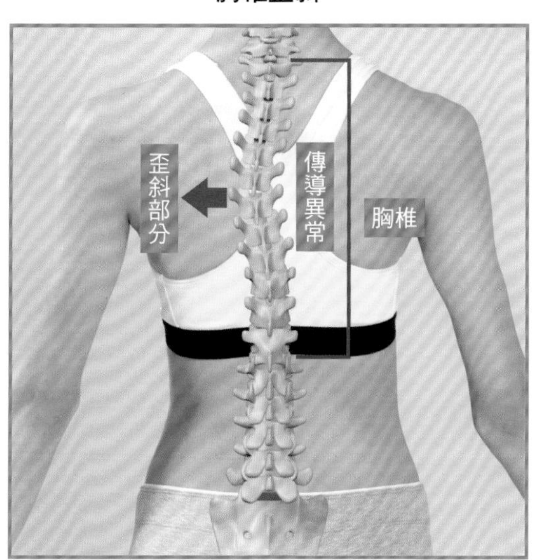

胸椎歪斜所產生的主要症狀

椎骨	主要相關神經	相關器官及部位	主要症狀
胸椎3～5號	肋間神經痛	軀幹、內臟	肋間神經痛、異位性皮膚炎、乳癌、肺氣腫、肺癌、心臟瓣膜疾病、心絞痛、心律不整、哮喘
胸椎1～4號	胸心神經		
胸椎6～8號	肋間神經	軀幹、內臟	肝機能障礙、膽囊障礙、胃、十二指腸、胰臟障礙、糖尿病
胸椎5～9號	內臟大神經		
胸椎9～12號	肋間神經	軀幹、內臟	腎臟／腎上腺／脾臟障礙、血小板／白血球造血不良、小腸障礙、輸尿管障礙
胸椎10～12號	內臟小神經		

檢查
軀幹

敲打側腹

藉由確認敲打側腹時有無疼痛或緊繃，判斷胸椎有無歪斜。

歪斜部位

**胸椎
6～8號**

檢查方法

左手輕輕握拳，輕敲腋下的左側腹（肋骨）5、6下，檢查有無出現疼痛或緊繃。右側腹也是一樣。

輕輕敲打側腹

有出現疼痛或緊繃的情況

表示胸椎6～8號出現歪斜，胸椎左偏或右扭轉則右側會出現疼痛，右偏或左扭轉則左側會出現疼痛。

右側腹感覺疼痛表示連結肝臟與膽囊，左側腹疼痛的話則表示連結胃、十二指腸及胰臟的神經出現傳導異常。

骶骨歪斜是造成腰痛的一大原因

當腰椎及骶骨產生歪斜時，症狀主要出現在腰部及下半身。**素有國民病之稱的腰痛也是因骶骨傾斜，引發單邊神經發生傳導異常**。不過問題在於，骶骨歪斜會在身體諸多部位產生代償性動作，成為身體不適的原因。所以若身體出現不適症狀時，**大多情況問題都出在骶骨歪斜**。

因此脊椎調整術建議養成將「基本運動」，亦即第2章所介紹的ROM運動、神經伸展操、矯正體操及肌力訓練搭配進行的習慣。

骨盆正確位置

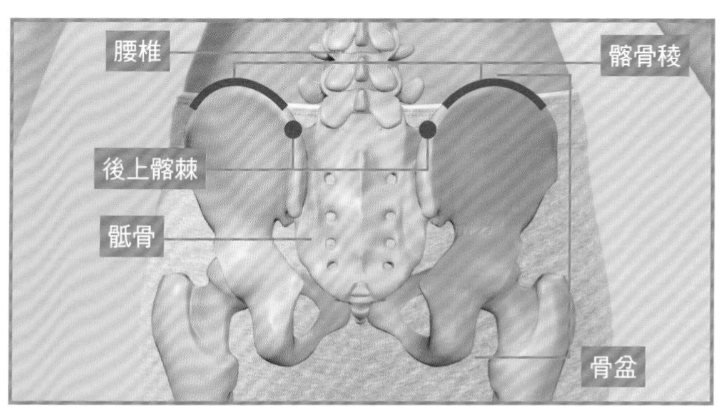

腰椎歪斜所產生的主要症狀

椎骨	主要相關神經	相關器官及部位	主要症狀
腰椎1～3號	股神經、伏在神經、閉鎖神經	大腿部前側、髖關節、膝蓋	大腿前側緊繃、腰背部鈍痛、鼠蹊部／膝蓋痛
腰椎4～5、薦椎1～3號	坐骨神經、脛骨神經、總腓神經、上臀神經、下臀神經	腰部、臀部、骨盆、下肢整體	腰痛、坐骨神經痛、薦髂關節痛、排尿排泄障礙、大腸／直腸障礙、便祕、婦科疾病、前列腺障礙、靜脈曲張、腿部抽筋／麻痺、膀胱炎
薦椎2～5號	骨盆內臟神經、陰部神經		

檢查腰高

藉由確認左右腰高來檢查骨盆是否歪斜。

歪斜部位

骶骨
腰椎

檢查方法

以兩人一組的方式進行，負責檢查的人站在對方身後，視線與腰高齊高。接著用食指抵住髂骨稜（骨盆上方），檢查左右腰高。

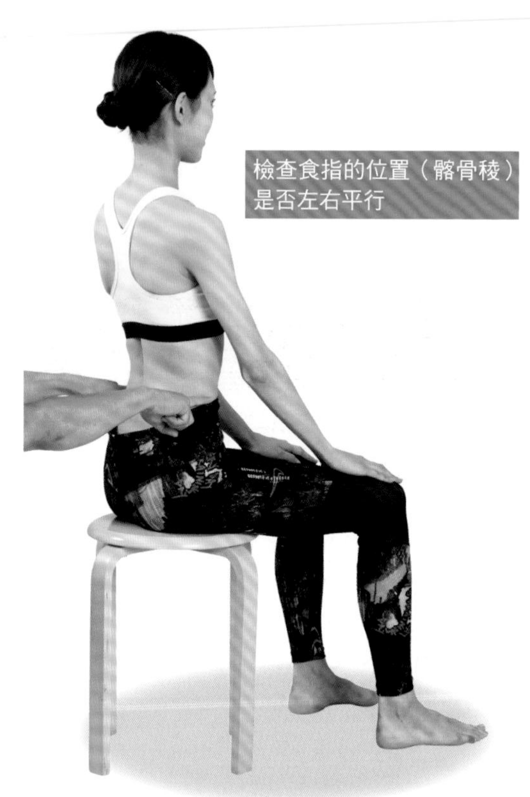

檢查食指的位置（髂骨稜）是否左右平行

左右腰高不同的情況

表示骶骨及骨盆斜向傾斜。骶骨乃是身體的中樞，因此骶骨歪斜將會導致各部位出現諸多症狀。

骶骨向左傾斜的情況（左斜轉），其上方的腰椎會往左偏移，使得右側神經被拉扯，導致身體右側產生疼痛，右斜轉的情況則身體左側會產生疼痛。

檢查
腰部

按壓骶骨側邊

藉由確認骶骨側邊有無疼痛或緊繃，可知骶骨是否歪斜。

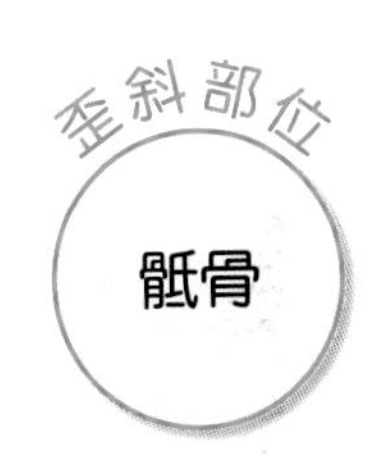

檢查方法

雙手扶腰，用大拇指沿著骨盆往內側移動，然後按壓突出的骨頭（後上髂棘）。接著在接近腰骨的高度稍微移動手指，按壓包夾脊椎兩側的骶骨側邊部分，檢查有無出現疼痛。

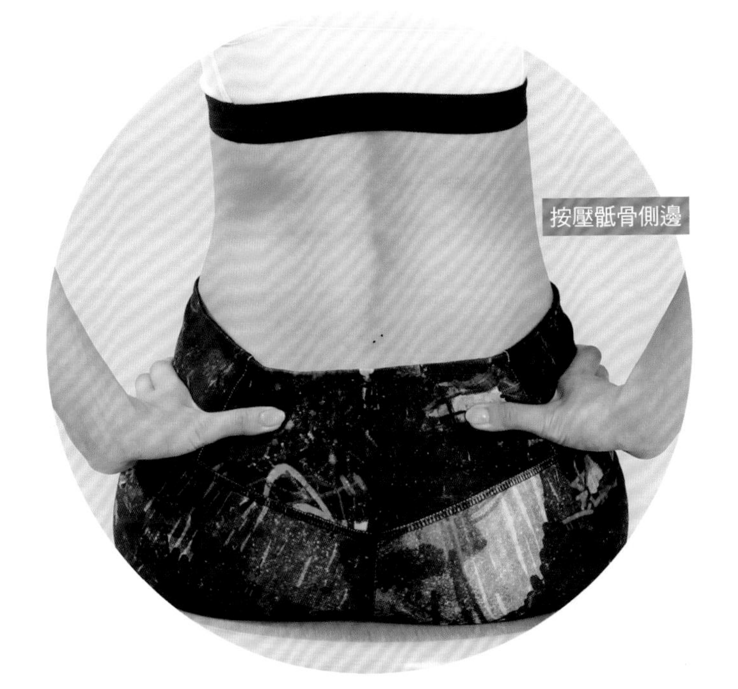

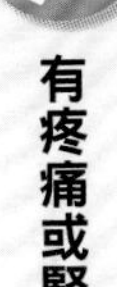

有疼痛或緊繃的情況

表示骶骨有歪斜狀況，從腰椎及骶骨一直到膝窩（膝蓋後方的凹陷部分），連結總腓神經及脛骨神經的坐骨神經（參照17、46頁）發生傳導異常。

檢查腰部

按壓小腿

藉由檢查小腿有無疼痛，可知腰椎及骶骨有無歪斜。

歪斜部位

腰椎4、5號
薦椎1～3號

檢查方法

用大拇指按壓兩腳膝蓋以下到小腿的內、外側3～5處，檢查有無產生疼痛。

按壓脛骨外側（3處）

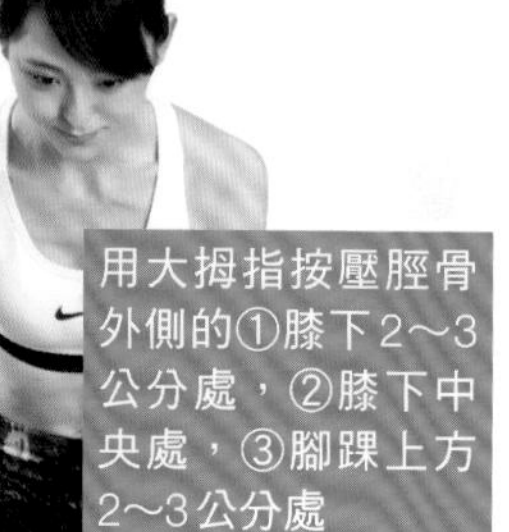

用大拇指按壓脛骨外側的①膝下2～3公分處，②膝下中央處，③腳踝上方2～3公分處

按壓脛骨內側（5處）

用大拇指按壓脛骨內側，從膝下2～3公分觸到腳踝上方2～3公分處的五處，間隔約相等

有疼痛或緊繃的情況

骨骼位於正常位置時按壓也不會疼痛。若有一處以上感覺疼痛的情況，就表示發出坐骨神經的骶骨及腰椎歪斜，導致坐骨神經傳導異常。

何謂坐骨神經？

從腰椎4、5號及薦椎1～3號發出，為人體最長最粗的神經總稱。腰薦神經叢匯聚成束後從臀部經過大腿內側，到了膝蓋則分枝，內側是脛骨神經，外側是總腓神經，最粗部分如小指般粗（參照17頁）。

檢查腰部

檢查骨盆

藉由確認躺下時腰部的隙縫大小，可知骶骨及腰椎有無歪斜。

歪斜部位

骶骨
腰椎

檢查方法

仰躺後將手伸進腰間隙縫，檢查隙縫有多大。

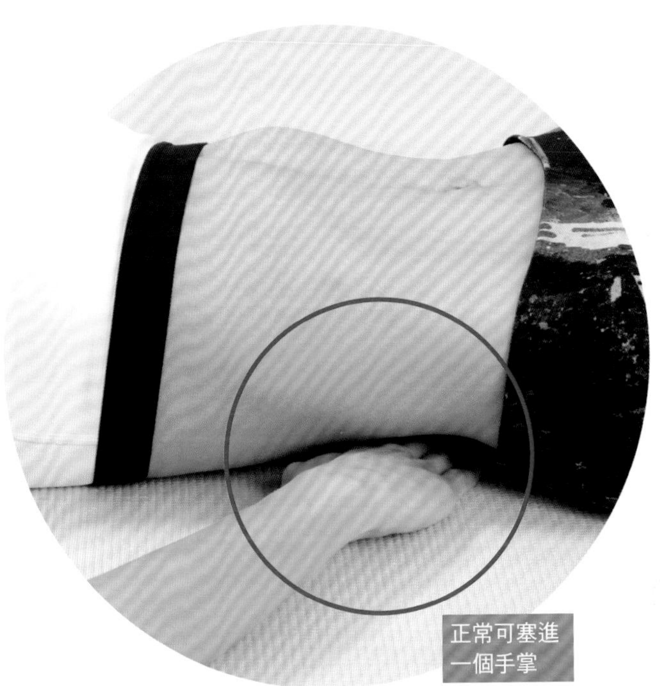

正常可塞進一個手掌

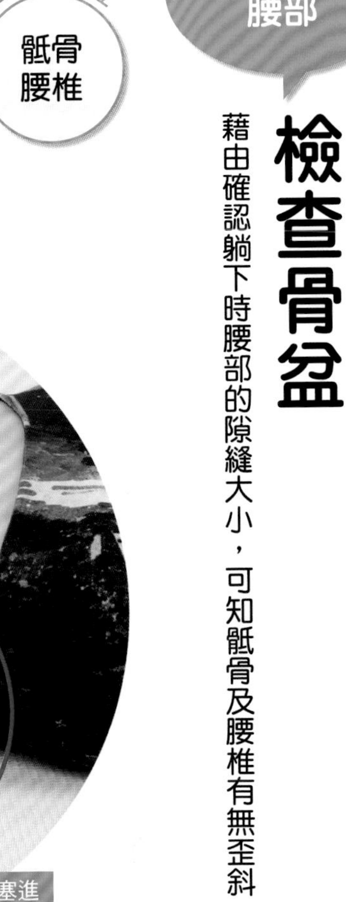

手掌塞不進隙縫的情況

若腰間與地板之間沒有隙縫（或是有但很狹窄）的情況，表示骶骨及腰椎往後偏移（後方位移）。相反的，若隙縫大到能塞進一個拳頭的話，則表示骨盆前傾。

檢查
腰部

檢查前屈及後屈

藉由身體前屈及後屈，可知骶骨及腰椎是否歪斜。

歪斜部位

骶骨
腰椎

檢查方法

雙腳稍微打開筆直站立，接著從腰部向前彎曲身體。抬起上半身後，接著打直膝蓋，看著天花板往後彎曲身體。

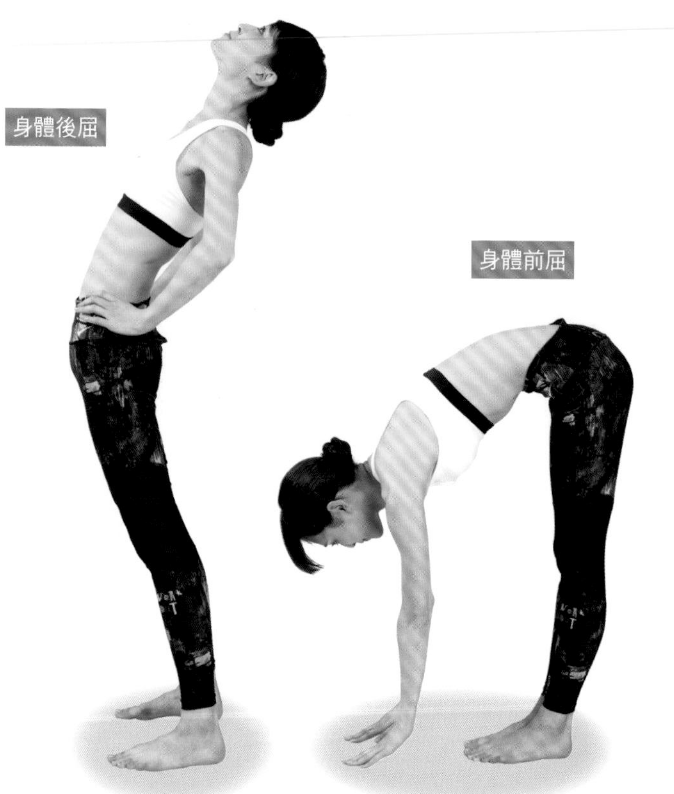

身體不易前屈的情況

表示由於骶骨及腰椎歪斜，導致關節與韌帶僵化。

身體不易後屈的情況

表示由於骶骨及腰椎往後偏移，連帶腰椎及腰椎下部也跟著往後偏移。

檢查
腰部

抬起上半身

藉由確認俯臥後能否抬起上半身，可知骶骨及腰椎是否歪斜。

歪斜部位
骶骨
腰椎

檢查方法

俯臥後手肘彎曲，面朝前方，手肘貼地，然後抬起上半身。

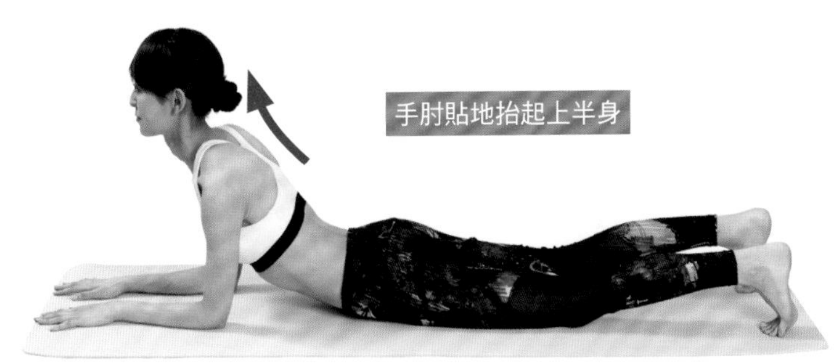

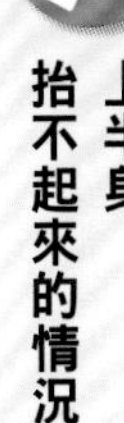

上半身抬不起來的情況

表示骶骨有往後偏移的狀況，導致腰椎不易前彎，腰椎韌帶攣縮。

一旦骶骨及腰椎往後偏移，身體為維持平衡就會彎曲背部（駝背）作為代償性姿勢，拉扯到脊椎的神經，成了引發疼痛與身體不適的原因。

檢查
腰部

檢查膝蓋屈曲

藉由彎曲及伸直膝蓋，可知腰椎是否歪斜以及股神經的傳導是否異常。

歪斜部位
腰椎
1～3號

檢查方法

俯臥後彎曲單腳膝蓋，檢查腳跟能靠臀部多近。兩人一組進行時，為避免彎曲膝蓋時腰部浮起來，輔助者需用手壓住腰部並檢查腳跟能靠臀部多近，以及有無疼痛。

彎曲膝蓋

一個人進行

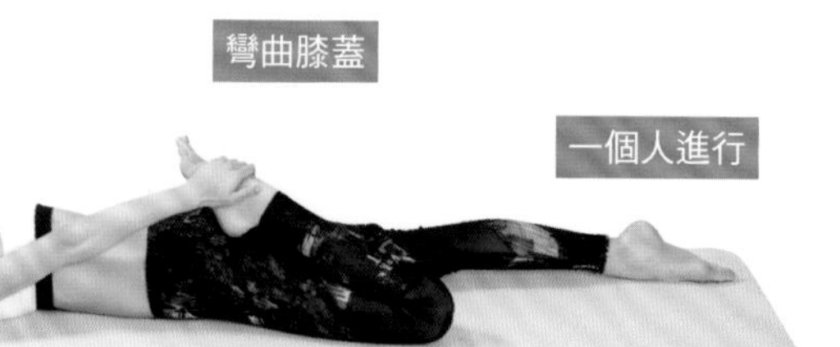

兩個人進行

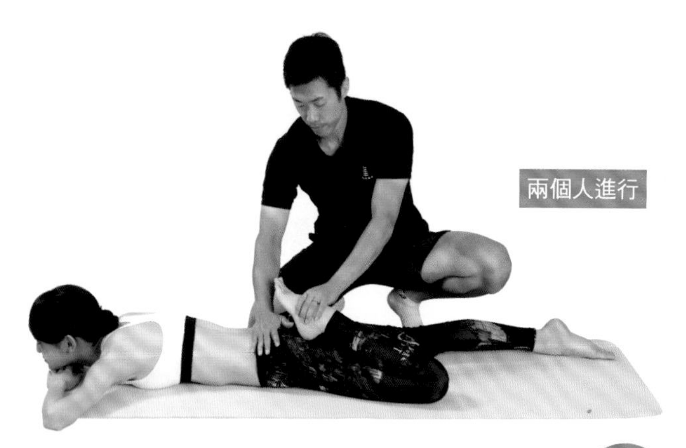

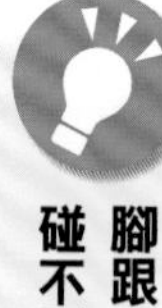

腳跟碰不到臀部的情況

若大腿部前側、髖關節及膝蓋一帶感覺疼痛或緊繃的話，就表示骶骨及腰椎均為後方位移，股神經受到牽引而導致傳導異常。

何謂股神經

第2～第4腰神經從腹側分枝，是腰神經叢中最粗的神經。分布在股四頭肌及大腿前側，之後則變成伏在神經（參照17頁）。

檢查
腰部

SLR測試

檢查腰椎4、5號、薦椎1~3號是否歪斜，及坐骨神經有無傳導異常的測試。

歪斜部位
腰椎
4~5號
薦椎
1~3號

檢查方法

仰躺後打直膝蓋，抬起單腳。腳踝要彎曲，注意別讓另一腳從地板浮起來。

※SLR測試的SLR是直抬腿測試Straight Leg Raising的簡稱，為坐骨神經的神經根症狀誘發測試的一種。

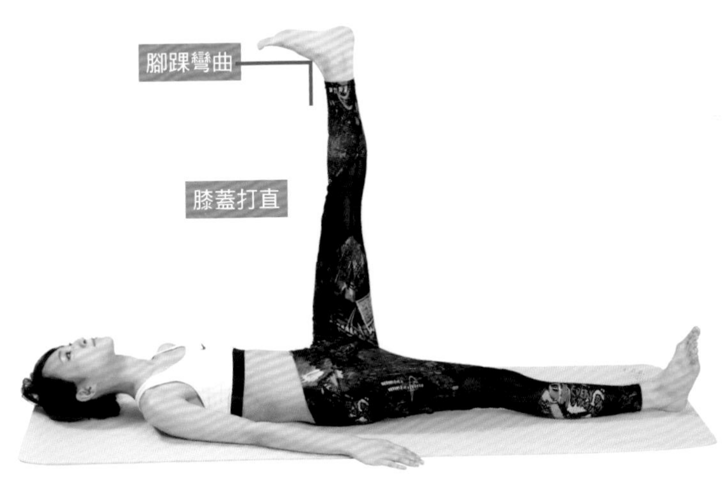

腳無法抬至與地板呈90度的情況

表示骶骨及腰椎均為後方位移，坐骨神經受到牽引。

上述骨頭歪斜，是引發坐骨神經痛、腰痛、屁股痛、髖關節痛、膝蓋痛、腳底冰冷、水腫、倦怠等各種症狀的原因。

髖關節偏移會引發膝蓋痛

髖關節是指髖骨及股骨的關節部分，只能讓股骨外旋或內旋。若股骨大幅往外位移，作為代償，脛骨就會內翻（O型腿），若股骨內旋的話，作為代償，脛骨就會外旋（X型腿），加重膝蓋部分關節面的負擔，同時由於神經傳導異常，導致關節滑液無法排出，就會發炎疼痛甚至變形。髖關節當然也一樣會疼痛變形，不過並不是因為變形而產生疼痛，**而是由於部分關節滑液無法分泌使關節摩擦，造成發炎。造成這些情況的原因其實都在於臀大肌衰弱。**

髖關節（側面）構造

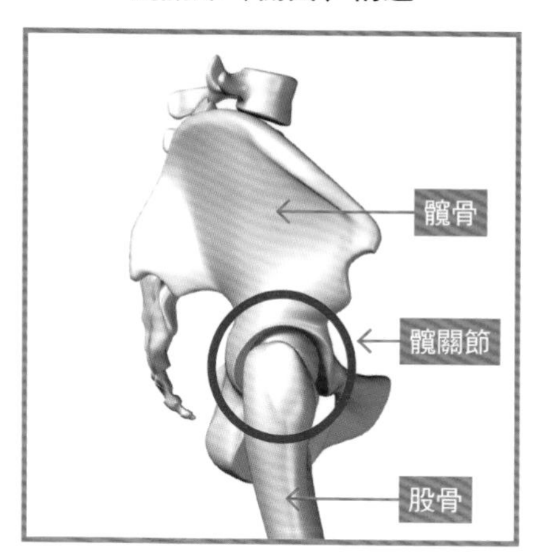

腰椎、薦椎歪斜所產生的主要症狀

椎骨	主要相關神經	相關器官及部位	主要症狀
腰椎1～3號	股神經、伏在神經、閉鎖神經	大腿部前側、髖關節、膝蓋	大腿前側緊繃、腰背部鈍痛、鼠蹊部／膝蓋痛
腰椎4～5、薦椎1～3號	坐骨神經、脛骨神經、總腓神經、上臀神經、下臀神經	腰部、臀部、骨盆、下肢整體	腰痛、坐骨神經痛、薦髂關節痛、排尿排泄障礙、大腸／直腸障礙、便祕、婦科疾病、前列腺障礙、靜脈曲張、腿部抽筋／麻痺、膀胱炎
薦椎2～5號	骨盆內臟神經、陰部神經		

檢查
髖關節

打開髖關節

藉由打開髖關節來檢查骶骨是否歪斜，髖關節是否有亞脫臼。

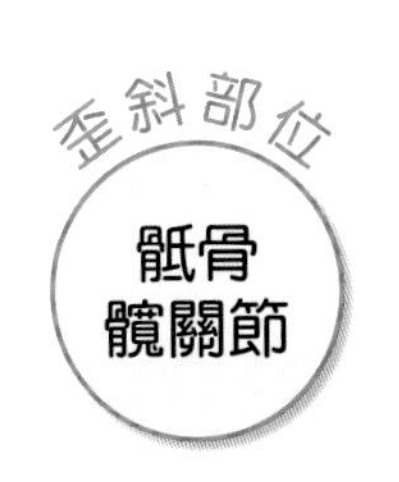

檢查方法

以兩人一組方式進行，其中一人仰躺後，單腳向旁邊打開彎曲，腳跟則抵住另一腳膝蓋旁。輔助者需用單手壓住腰部以免腰部浮起來，並檢查彎曲的膝蓋離地板多遠。地板與膝蓋之間的隙縫小於一個拳頭為標準。另一腳也是一樣。

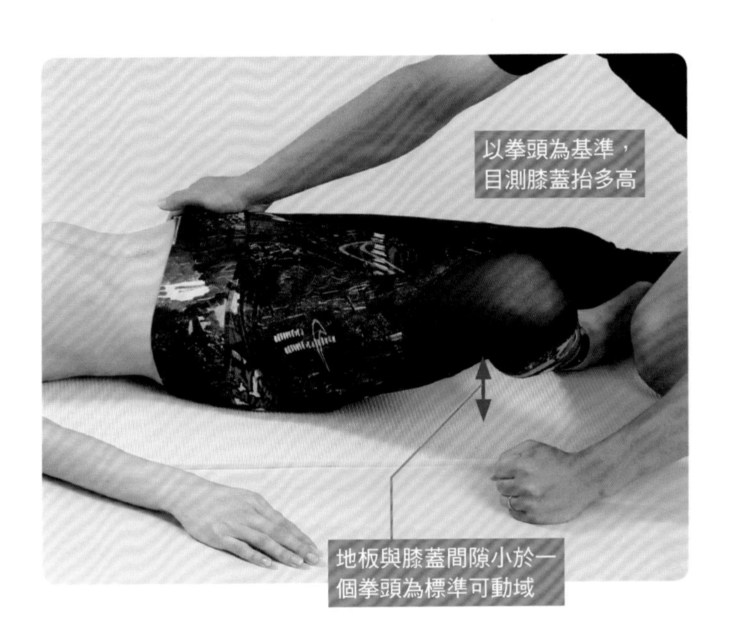

地板與膝蓋之間的隙縫大於一個拳頭的情況

表示骶骨歪斜，髖關節有亞脫臼。

亞脫臼（不完全脫臼）是指骨端關節面偏離關節的狀態。

骶骨則如同前述，只會發生後方位移。在這種情況下，由於髂骨與形成關節的股骨均內旋，因此即使想打開（外旋）髖關節，關節也會卡住而無法打開。

檢查
髖關節

單腳抬起、張開

藉由上下左右活動腿部，來確認骶骨及腰椎是否歪斜，髖關節是否有亞脫臼。

歪斜部位

髖關節

檢查方法

先坐在椅子上，然後抬起大腿。單腳重複約5、6次，檢查是否能輕鬆抬起以及左右腳抬起的高度是否不同。抬起腳時，注意腳踝不要使力。

分別橫向打開左右腳

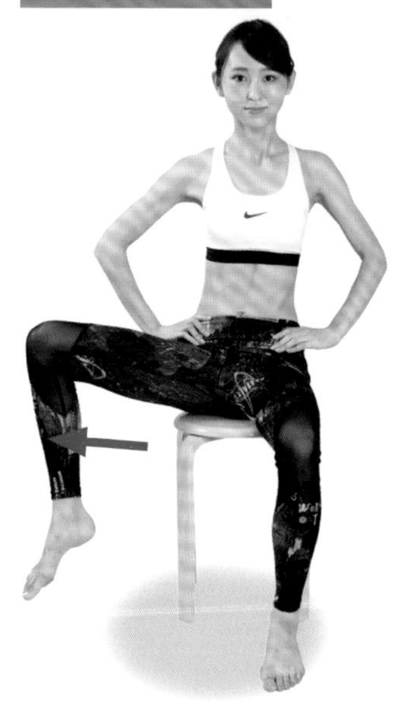

分別往上抬起左右腳

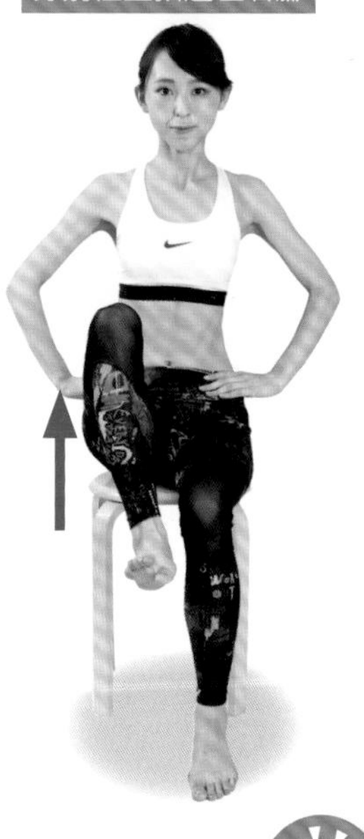

抬腳不易或是左右開腳不易的情況

若腿部疼痛或是有點卡住，無法自由活動腿部的情況，表示骶骨很可能有歪斜及髖關節有亞脫臼。

骶骨歪斜會造成足弓塌陷

從腰椎發出的神經及從骶骨發出的神經匯合後稱作坐骨神經，在膝窩偏上處分枝成總腓神經及脛骨神經。總腓神經分枝成淺腓神經與深腓神經，然後往下經過小腿，一直分布到腳背的腳趾。

脛骨神經同樣也向下延伸，分枝成足底內側神經及足底外側神經，分布在腳底皮膚及肌肉。

若上述神經發生傳導異常，肌肉就會攣縮，無法維持正常足弓弧度，連帶也會影響身體姿勢。

足部構造

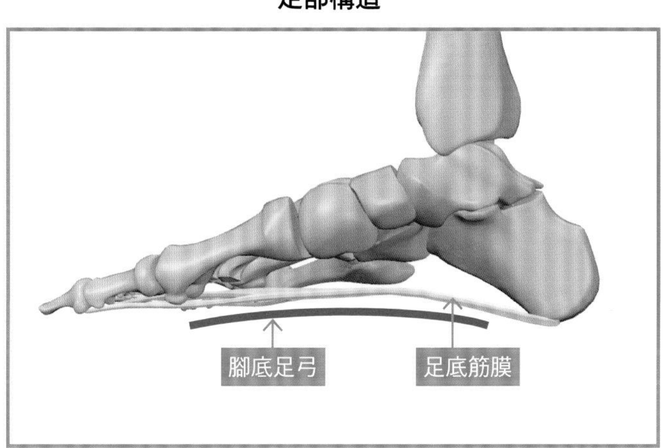

腰椎、薦椎、尾骨歪斜所產生的主要症狀

椎骨	主要相關神經	相關器官及部位	主要症狀
腰椎4～5、薦椎1～3號	坐骨神經、脛骨神經、總腓神經、上臀神經、下臀神經	腰部、臀部、骨盆、下肢整體	腰痛、坐骨神經痛、薦髂關節痛、排尿排泄障礙、大腸／直腸障礙、便祕、婦科疾病、前列腺障礙、靜脈曲張、腿部抽筋／麻痺、拇趾外翻、膀胱炎
薦椎2～5號	骨盆內臟神經、陰部神經		
尾骨	尾骨神經	尾骨部	尾骶骨痛

檢查踏步

檢查腿部

藉由原地踏步可知髖關節是否歪斜以及腿部狀態。

檢查方法

腳尖朝前筆直站立，原地踏步20次。
踏完步後，檢查踏步後的腳尖方向。

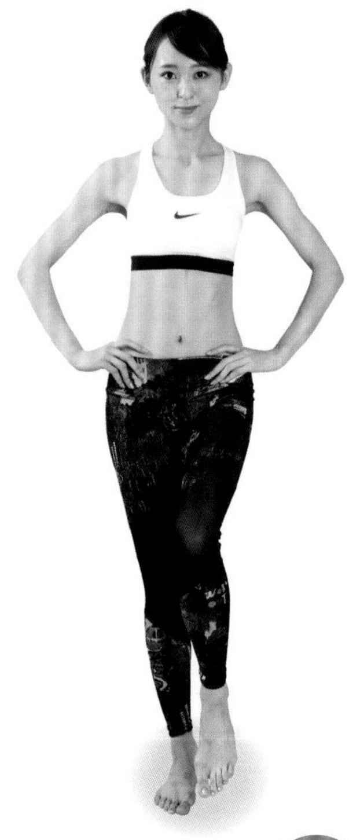

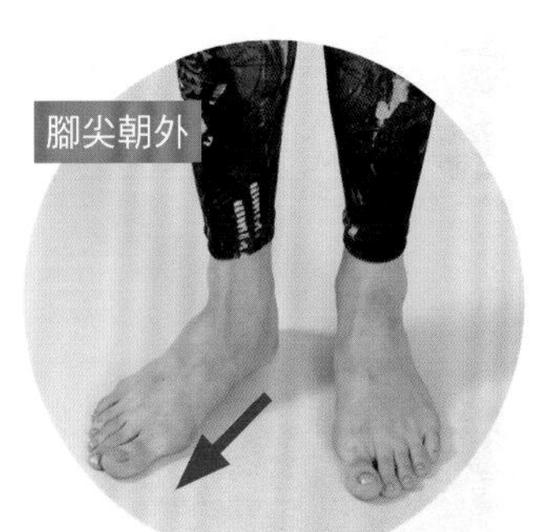

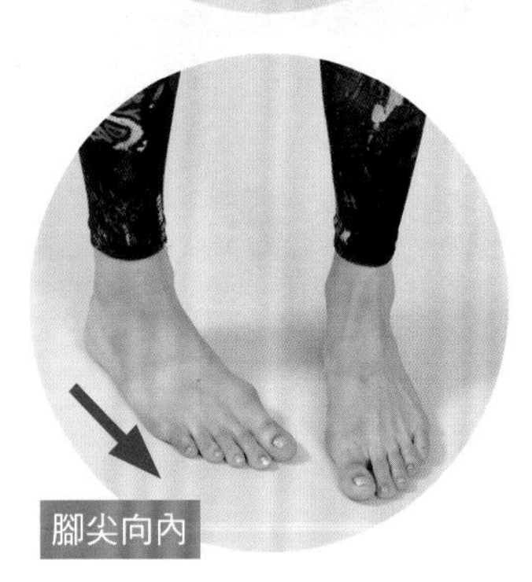

腳尖朝外或向內的情況

通常踏完步後腳尖會維持朝前，若腳尖朝外的話表示支撐股骨的臀大肌衰弱，股骨呈外旋狀態；或是股骨內旋，作為代償脛骨外旋等。無論如何，原因都出在臀大肌的肌力衰退。

另外，若腳底及腳趾上長繭或水泡的話，原因則出在髖關節亞脫臼或足弓塌陷。

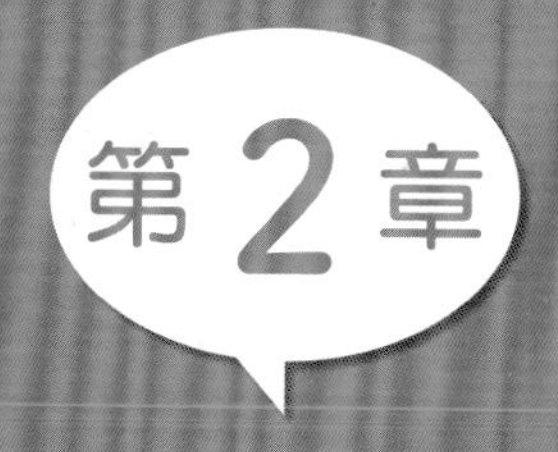

脊椎調整術的基本運動

每天持之以恆，打造健康的身體

在脊椎調整術中，首先會以舒緩關節的**ROM運動**（＝舒緩體操）及舒緩神經的**神經伸展操**這兩種方法來紓解歪斜的身體。

ROM（Range of Motion）一詞是指關節可動範圍，**即舒緩關節、擴大關節可動域的運動。脊椎調整術ROM運動的特徵，就是連薦髂關節、肩鎖關節、胸肋關節等在醫學上被視為幾乎不會活動的關節也能獲得舒緩。**

另外一種運動是**神經伸展操，能重拾神經的柔軟性，以便進行下一階段的矯正歪斜。**藉由伸展肌肉來提高神經的柔軟性，不同於一般擴大可動域的伸展操，神經伸展操能直接舒緩支配肌肉的神經，改善傳導異常。

做運動時感到疼痛，或是由於可動域狹窄動作做不好時，可配合疼痛程度慢慢擴大關節可動域，不要勉強進行。

重訓有次數頻率限制，舒緩體操及矯正體操則可每天進行，一天做2到3次也沒問題。若已出現疼痛、僵化等症狀，則每週做3、4次以上，慢慢養成習慣。

第2章將為各位介紹舒緩脊椎歪斜↓矯正↓提昇肌力的脊椎調整術基本運動。只要每天持之以恆（提昇肌力訓練每週2次），就能喚醒至今一直感到不適的身體，使身體截然不同。身體歪斜是每個人都有的問題，即便現在沒有出現症狀，藉由正確的保養來預防症狀也相當重要。

運動時的注意事項

- 身體疼痛時不要勉強，在能力所及的範圍內進行運動。
- 做動作時要慢慢做，不要使勁（反作用力），請先留意活動的身體部位。
- 原則上，ROM運動每邊做30次（來回30次），神經伸展操一個動作維持30～60秒。
- 舒緩體操及矯正體操每天做幾組都行。

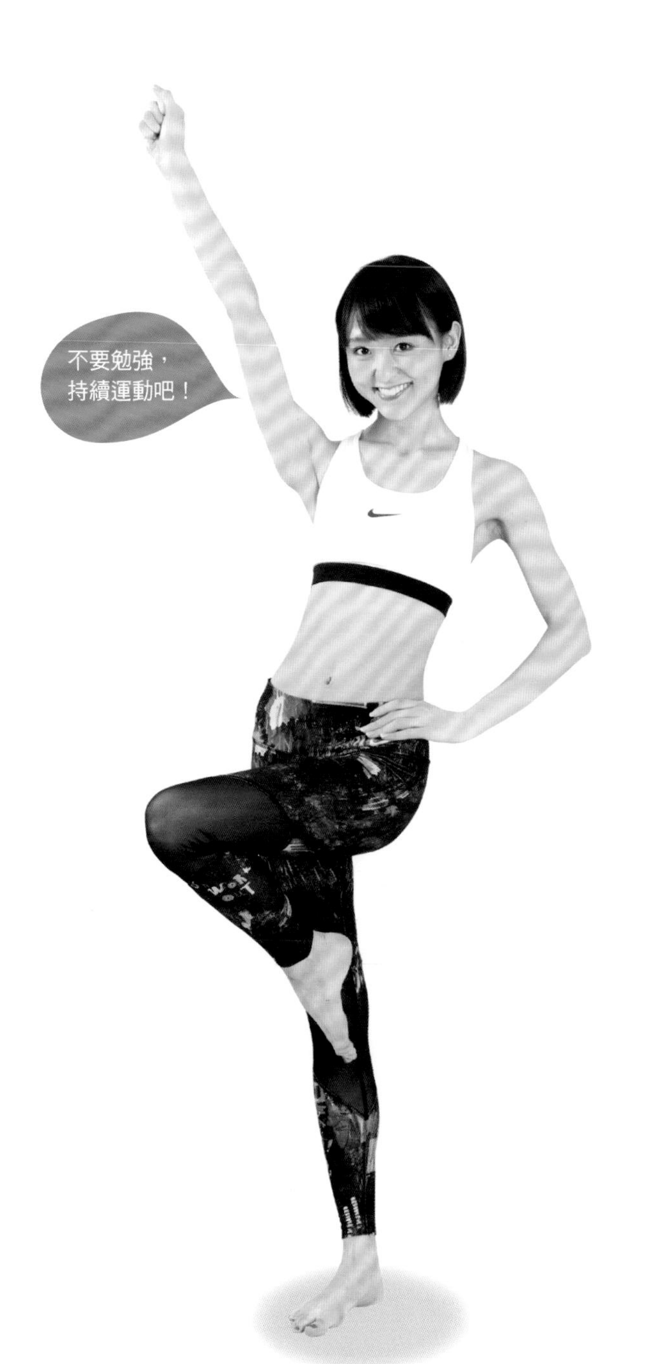

舒緩體操
1

每天做的ROM運動

轉動雙腳

舒緩部位
骶骨
腰椎

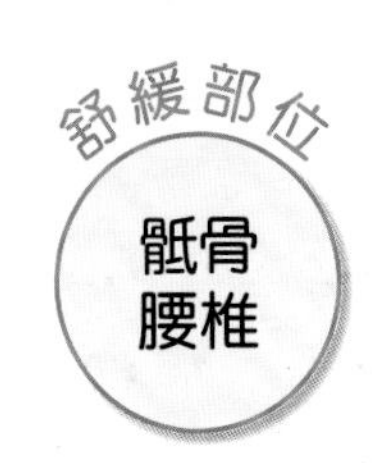

藉由轉動雙腳來鬆弛舒緩骶骨周圍僵化的關節。

腳底朝向天花板
面朝前方
立起手肘
雙腳張開與腰同寬

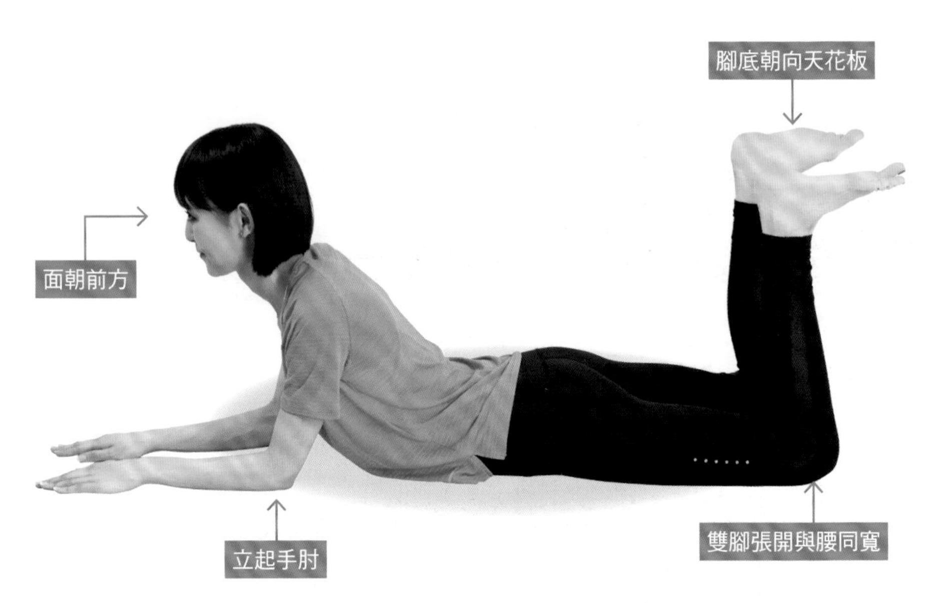

1 俯臥後立起手肘，抬起上半身。
接著彎曲膝蓋，使腳掌朝向天花板。

Point

- 剛開始做時可能無法順利畫圓，只要在能力所及範圍內持續進行即可。時間一久，雙腳就能慢慢畫圓。
- 進行時若能意識到薦髂關節，效果會更好。

2

以膝蓋為中心，雙腳輪流轉動腳跟畫圓。

向內轉、向外轉各30次。
另一腳也是一樣，習慣後可雙腳同時進行。

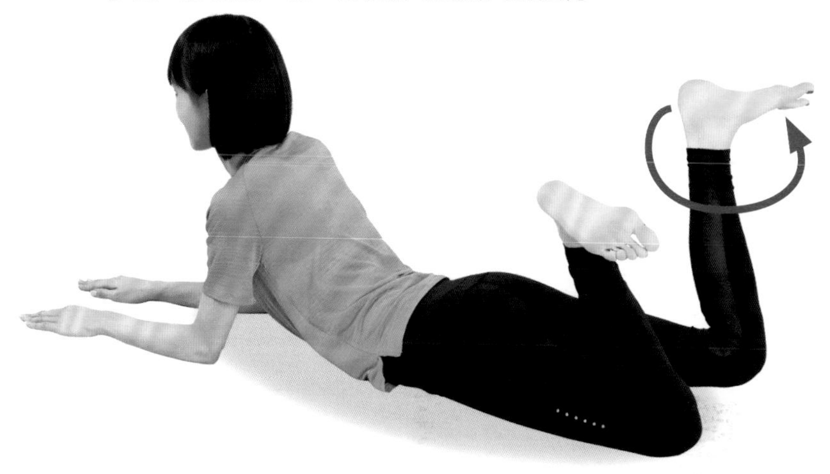

Variation

若是腰痛的話，
也可以上半身趴著。

如果還是覺得很吃力，
可在腹部下方墊毛巾或靠枕。

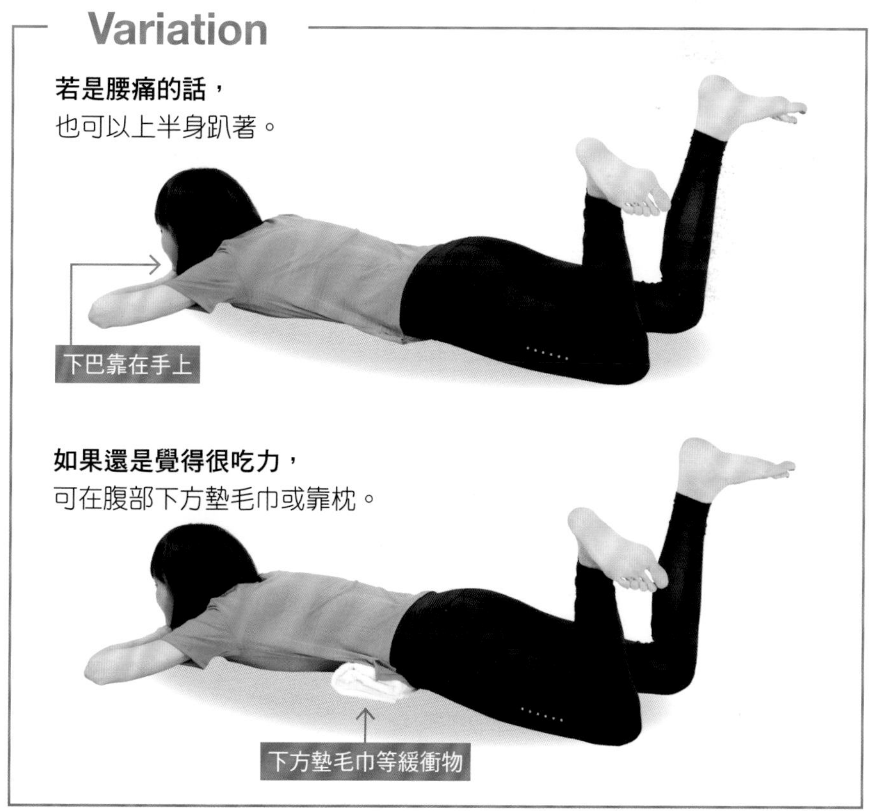

每天做的 ROM 運動

開胸

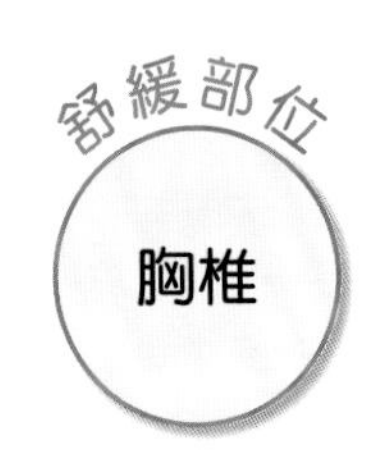

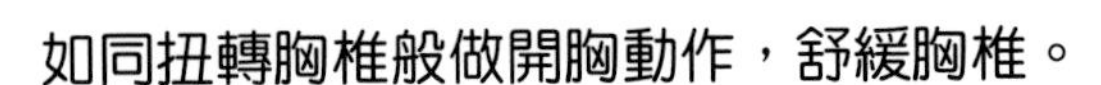

如同扭轉胸椎般做開胸動作，舒緩胸椎。

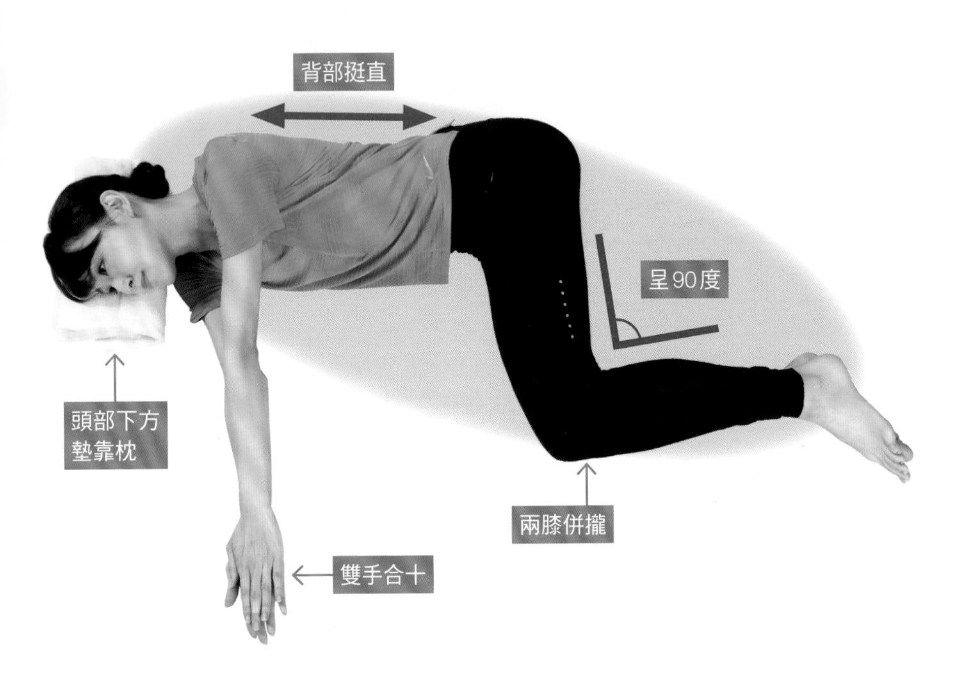

1 橫躺後，兩膝併攏彎曲呈 90 度。
雙手合十伸向前方，挺直背部。

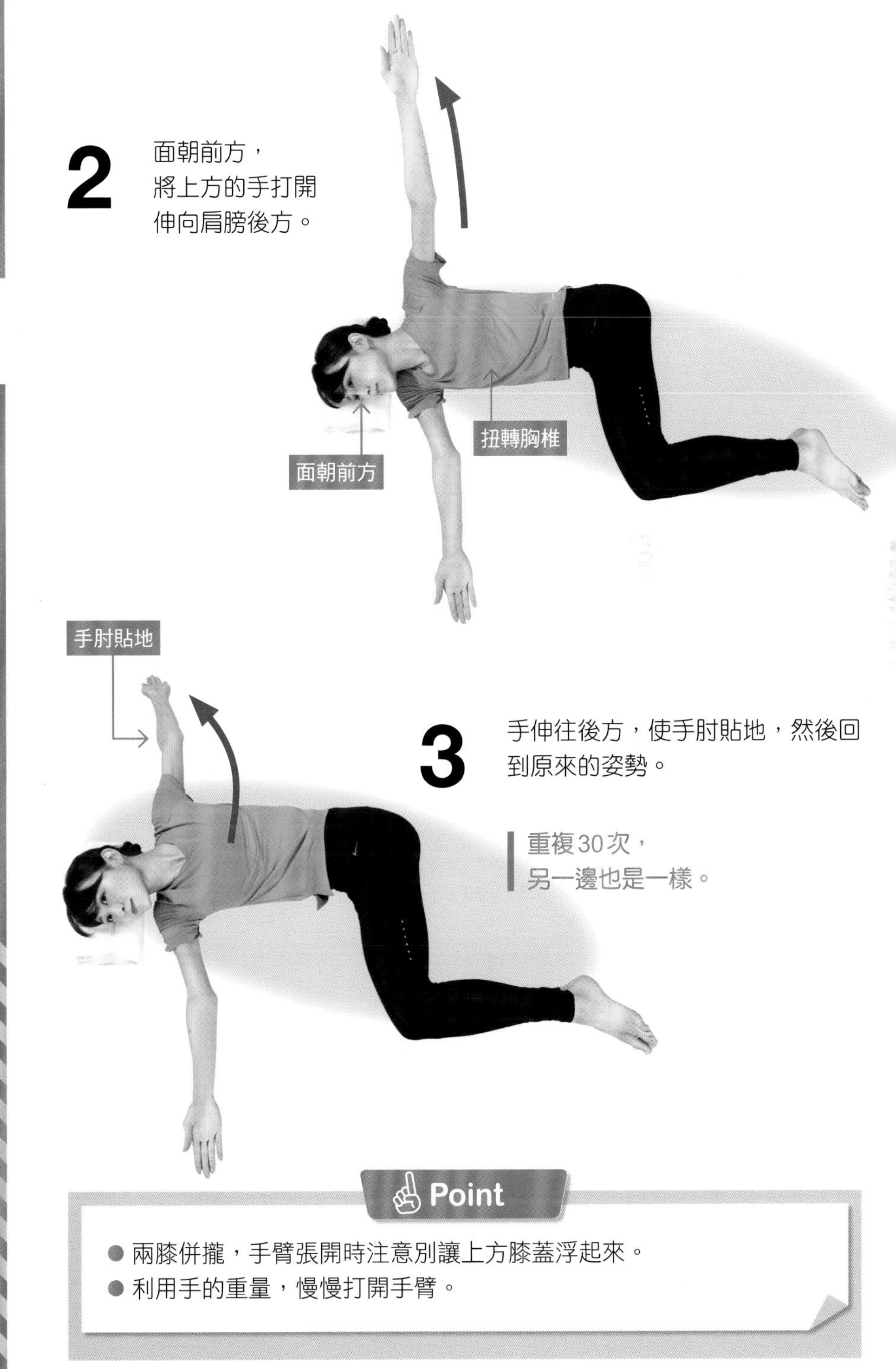

2 面朝前方，
將上方的手打開
伸向肩膀後方。

3 手伸往後方，使手肘貼地，然後回到原來的姿勢。

重複30次，
另一邊也是一樣。

Point

- 兩膝併攏，手臂張開時注意別讓上方膝蓋浮起來。
- 利用手的重量，慢慢打開手臂。

每天做的ROM運動

放鬆頭部

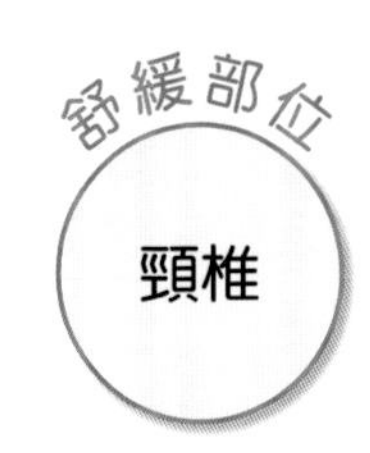

利用頭部的重量來舒緩歪斜僵化的正中神經、橈神經及尺神經的出處頸椎整體。

基本姿勢

俯臥後，用單手握拳，使下巴靠在拳頭上。

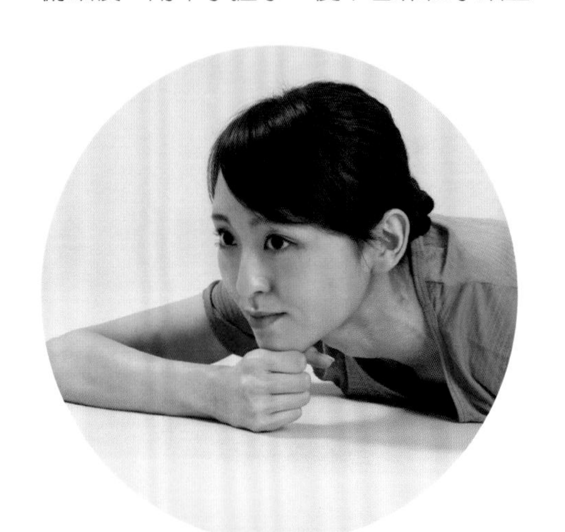

Variation

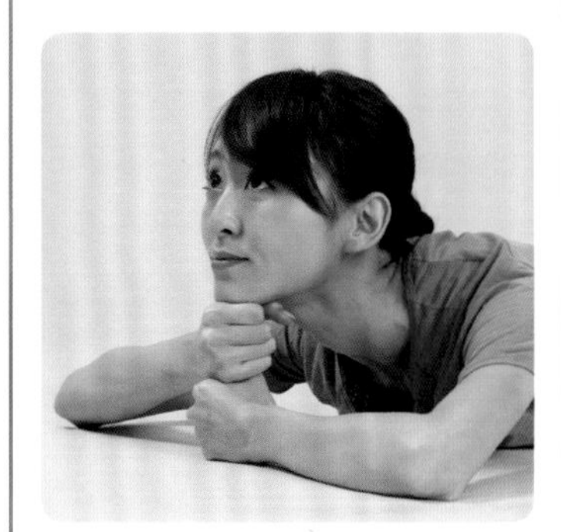

習慣後，可將雙手拳頭疊高來進行。

1 扭轉頭部

拳頭的位置稍微往前，以下巴為中心，使頭如同歪頭般向左右傾倒。

向左右各傾倒30次。

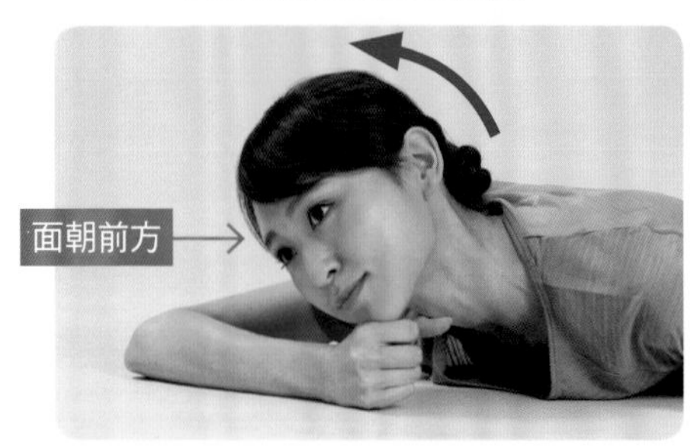

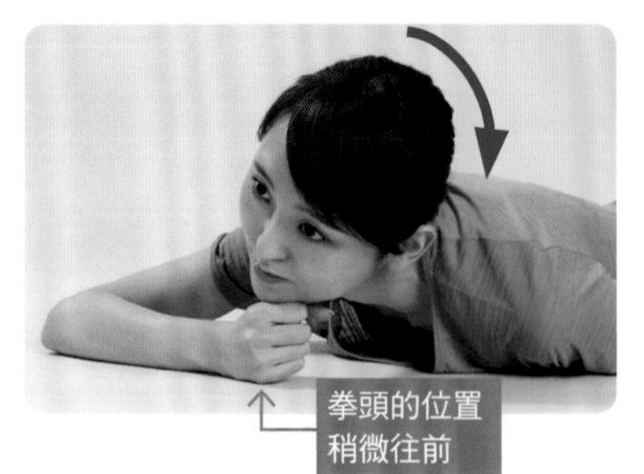

＊拳頭往前是為了方便做扭轉動作。

2 左右擺頭

將拳頭放在靠裡面一點的位置，下巴縮起，
然後左右擺頭，使耳朵碰到肩膀。

左右
各擺頭30次。

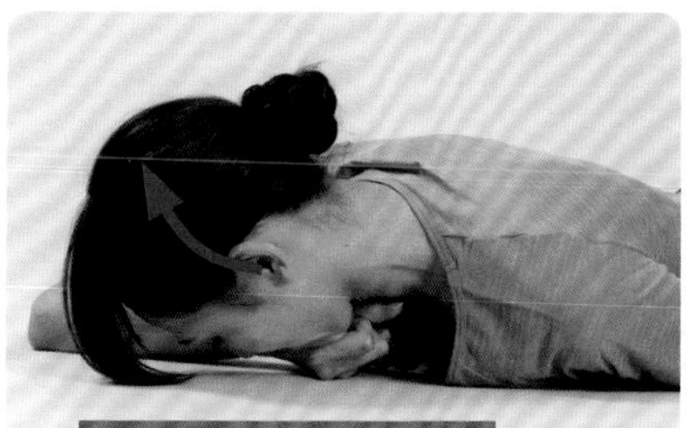

拳頭的位置靠裡面一點，
下巴縮起

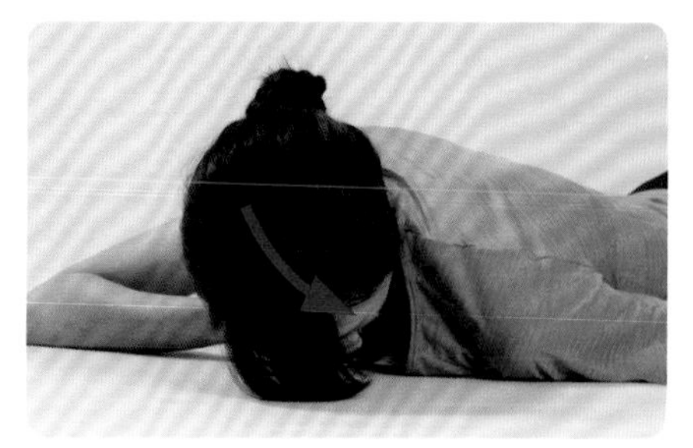

3 上下擺頭

下巴靠在拳頭上，然後做抬起下巴、
縮起下巴的動作（抬頭低頭動作）。

上下
各擺頭30次。

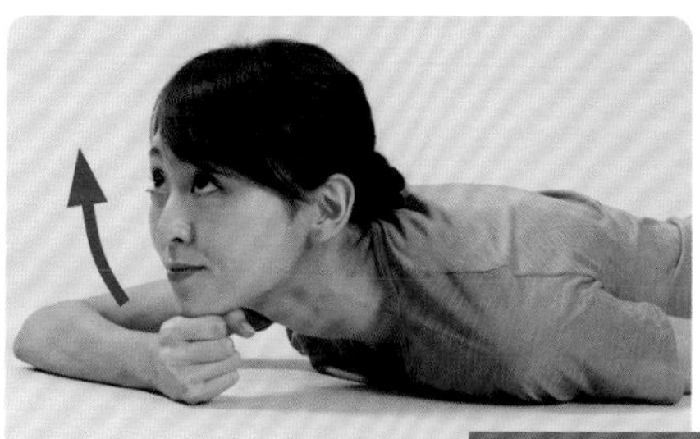

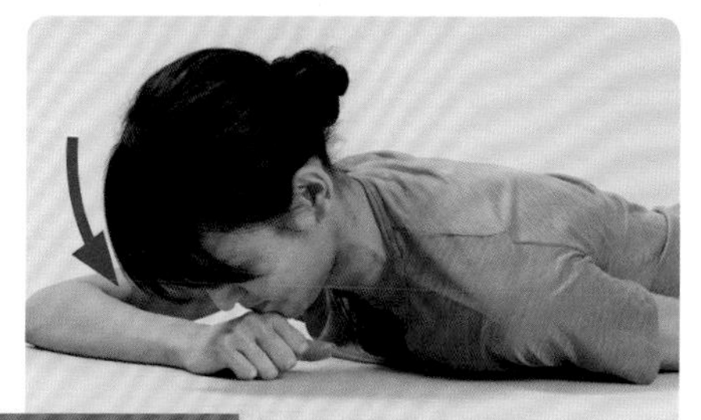

活動下巴時，拳頭也要跟著動

Point

- 頸部放鬆，使頭部的重量全部壓在拳頭上，在不會疼痛的範圍緩慢進行。

舒緩體操
4

每天做的神經伸展操

坐骨神經伸展操

使用毛巾輔助刺激坐骨神經，
目標改善引發坐骨神經痛及腰痛等症狀
的神經傳導異常。

舒緩部位
坐骨神經

使腳踝往自己
的方向彎曲
膝蓋要伸直

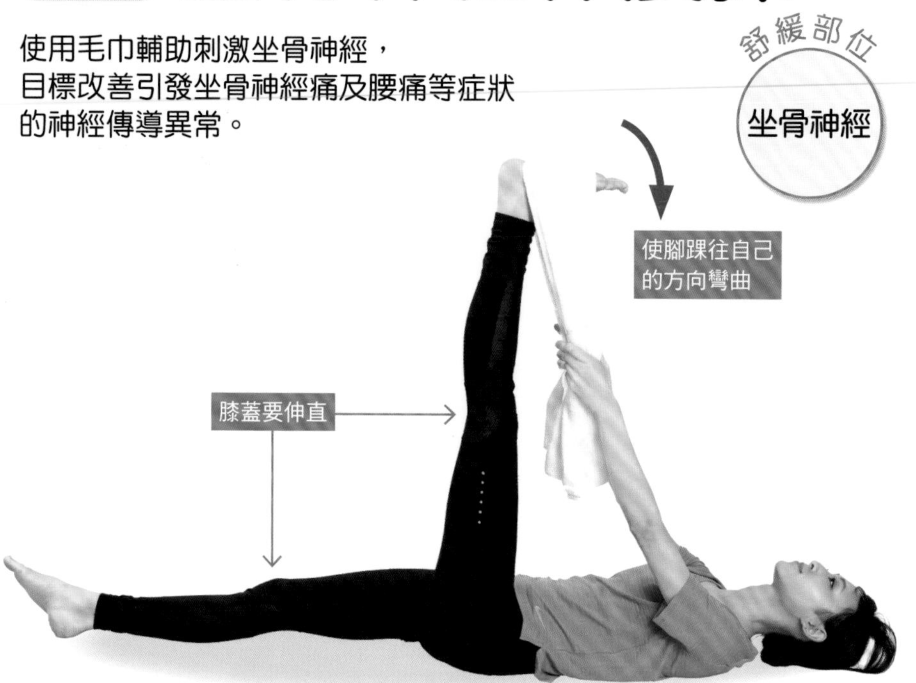

1 仰躺後，將毛巾套在其中一腳的腳掌上，然後抬高腿部，膝蓋伸直。拉緊毛巾，使腳踝往面前彎曲，膝蓋抬高到能自然伸直的角度。

維持30秒後回到原來的姿勢。

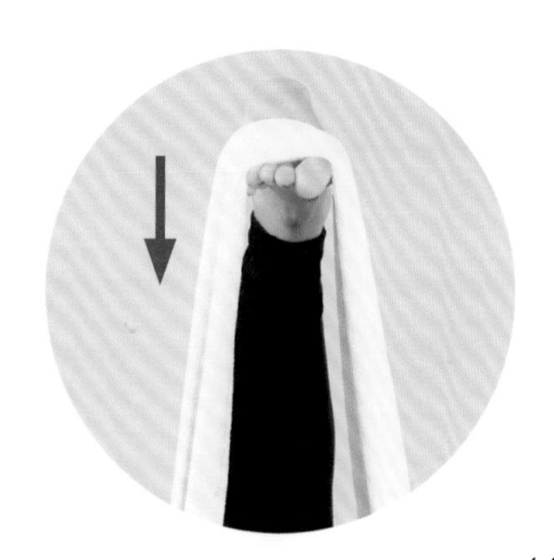

2 總腓神經伸展操

彎曲腳踝，使腳掌往內側轉，
然後拉緊毛巾。
伸展小腿外側（總腓神經）
及腳背。

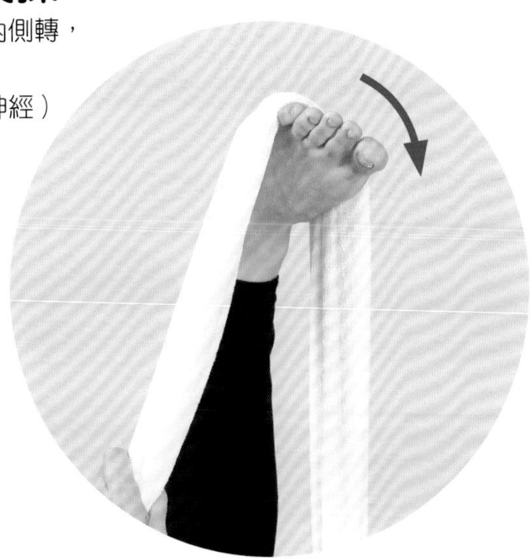

維持30秒後
回到原來的姿勢。

3 脛骨神經伸展操

彎曲腳踝，
使腳掌往外側轉，
然後拉緊毛巾。
伸展小腿內側
（脛骨神經）及腳背。

維持30秒後回到原來的
姿勢，接著另一隻腳也重複
進行步驟1、2、3的動作。

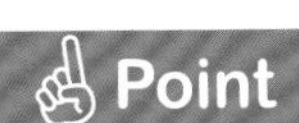

- 準備一條長度較長、不具伸縮性的毛巾。
- 拉緊毛巾，膝蓋抬高到能自然伸直的角度。

每天做的神經伸展操

肩膀痠痛神經伸展操

藉由頸部側彎來活絡連結頸椎到手臂及手指的神經，
目標改善導致肩膀痠痛的神經傳導異常。

舒緩部位
臂神經叢
正中神經
橈神經
尺神經

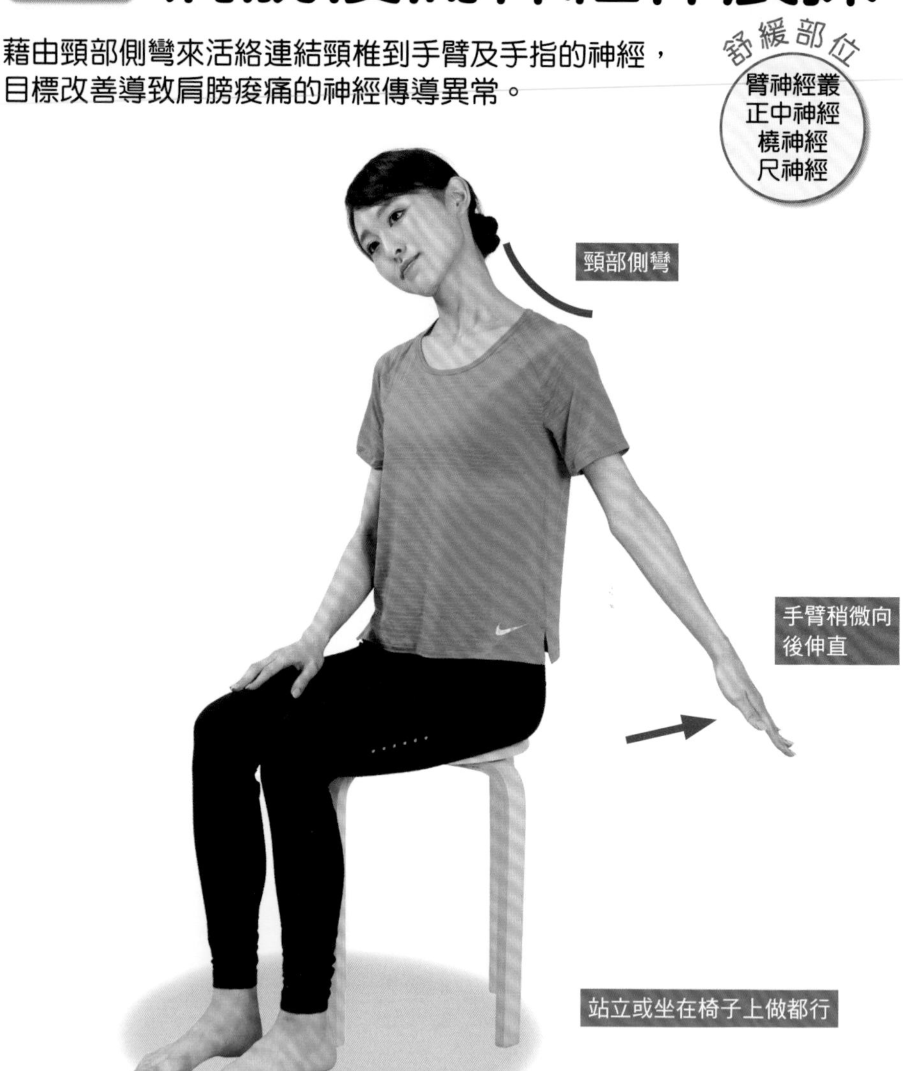

1 手肘伸直，頸部往正側邊彎曲，
另一隻手則從身體側邊稍微向後伸直。

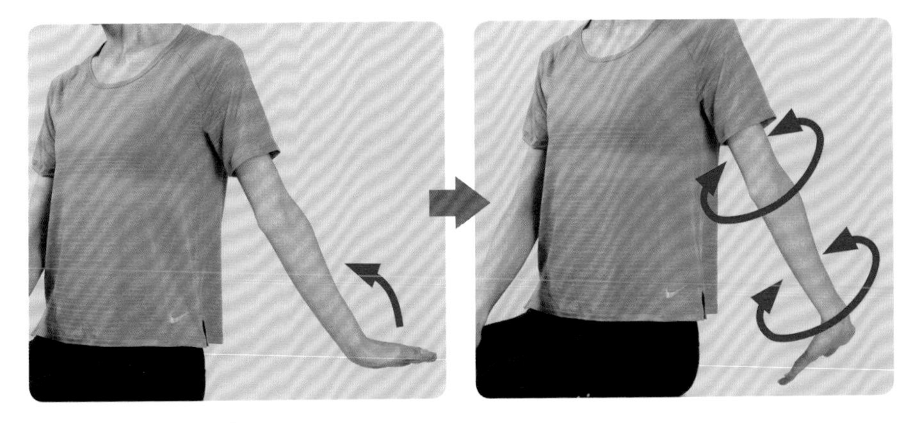

2 手掌朝地板，
從手臂根部左右扭轉到底。

重複30次，另一隻手也是一樣。

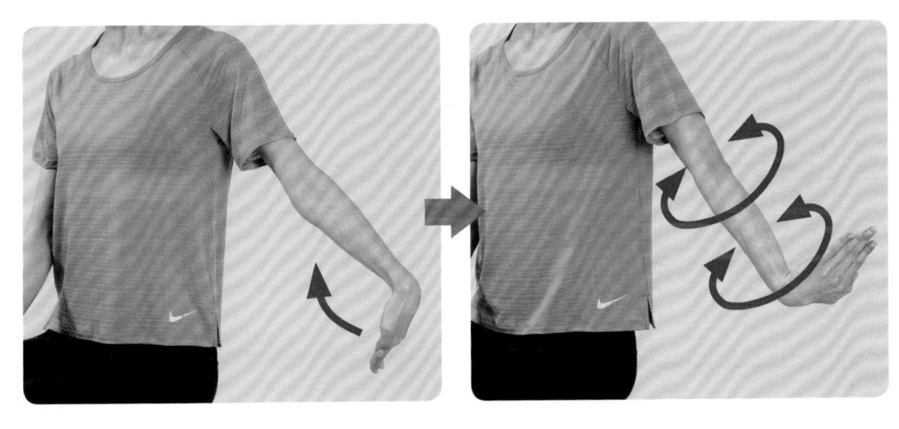

3 手背朝地板，
從手臂根部左右扭轉到底。

重複30次，另一隻手也是一樣。

Point

- 手肘伸直，從手臂根部將手臂扭轉到底，就能活絡許多神經。

每天做的矯正體操

上半身傾倒

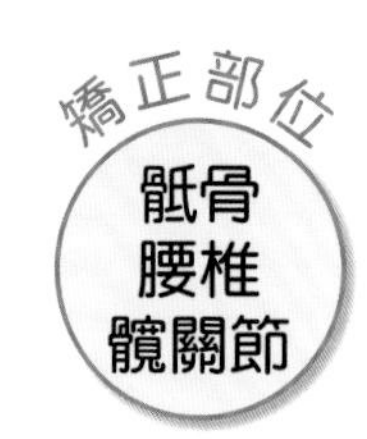

可放鬆腰椎的薦髂關節與髖關節，
矯正骶骨斜轉及髖關節歪斜。

1 俯臥後，雙肘併攏，立起手肘。
接著將單腳膝蓋彎曲90度，朝外（青蛙腿）打開。

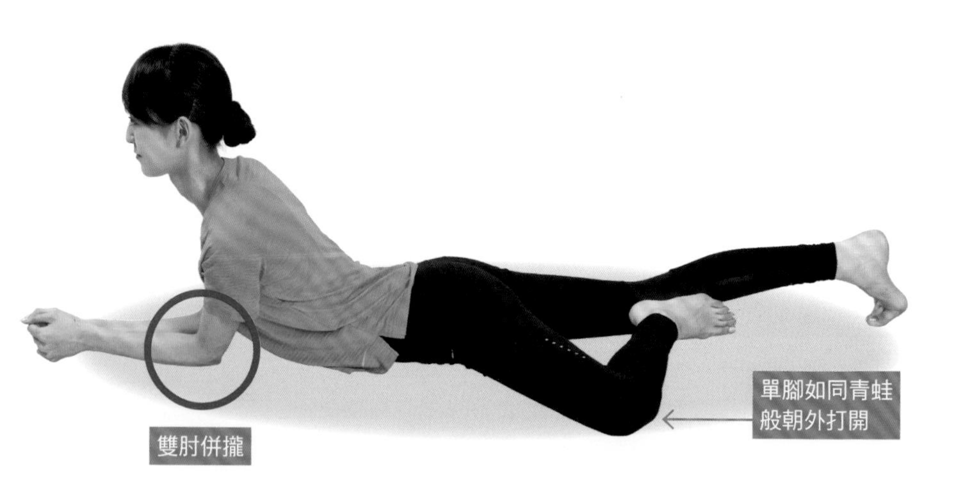

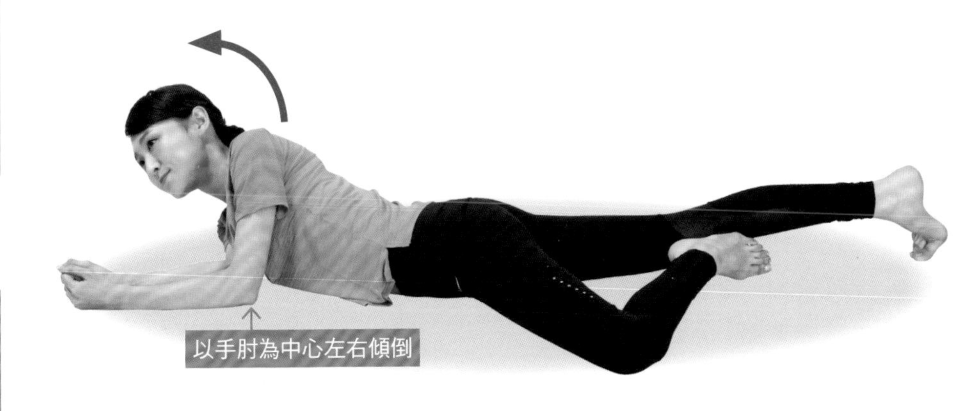

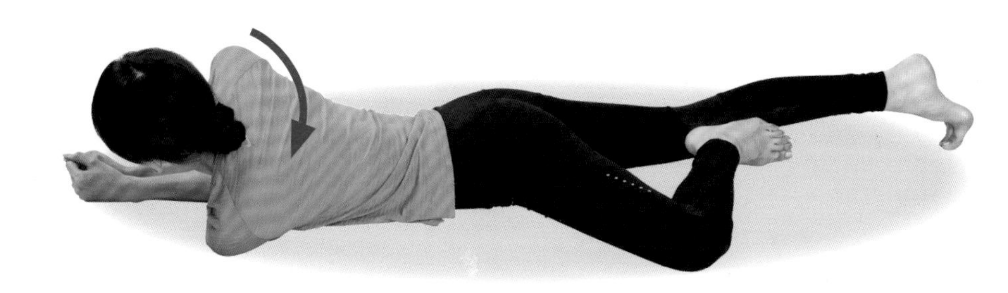

2 以手肘為中心，上半身向左右兩側傾倒，使肩膀碰到地板。

重複30次，接著換另一隻腳同樣進行。

Point

- 上半身向左右傾倒時，雙肘不要離地。
- 肩膀疼痛者可改變手肘位置，慢慢擴大上半身的傾倒範圍。

每天做的矯正體操

矯正寰椎

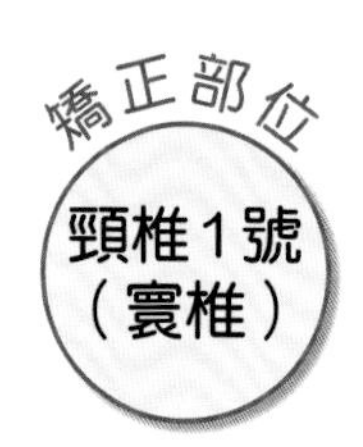

可活絡位於頭蓋骨正下方的第一頸椎（寰椎），
矯正頸椎後方位移及左右扭曲。

1 仰躺後，兩膝立起打開，與肩同寬，
接著將拳頭塞進頸根（頸椎1號）底下。

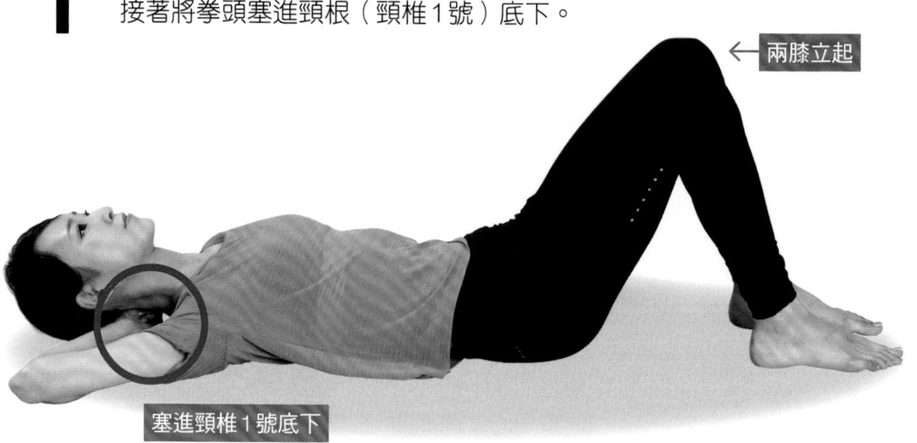

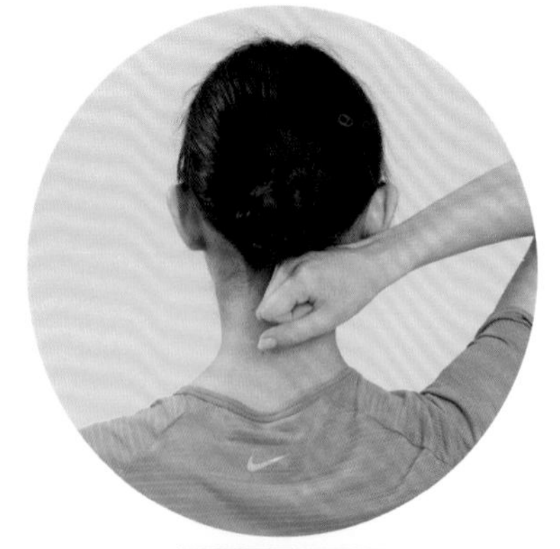

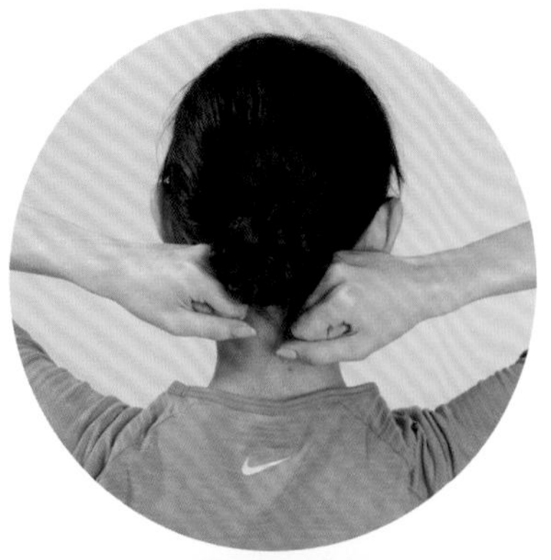

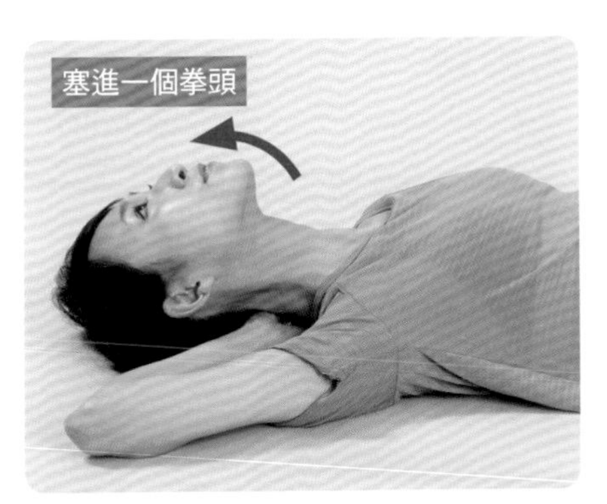

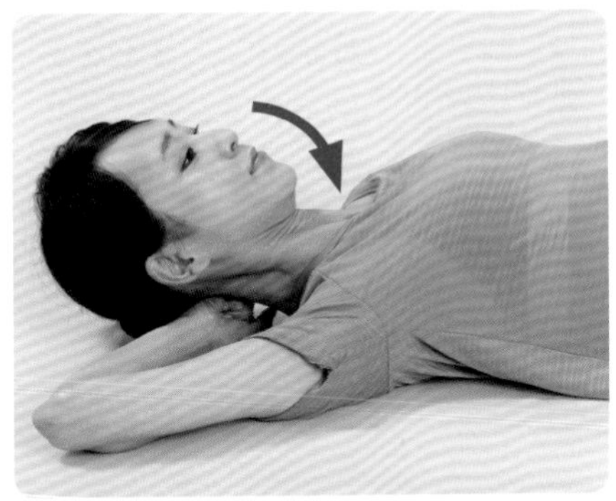

2 以一個拳頭抵住第一頸椎，然後上下擺動下巴。

上下擺動下巴30次。

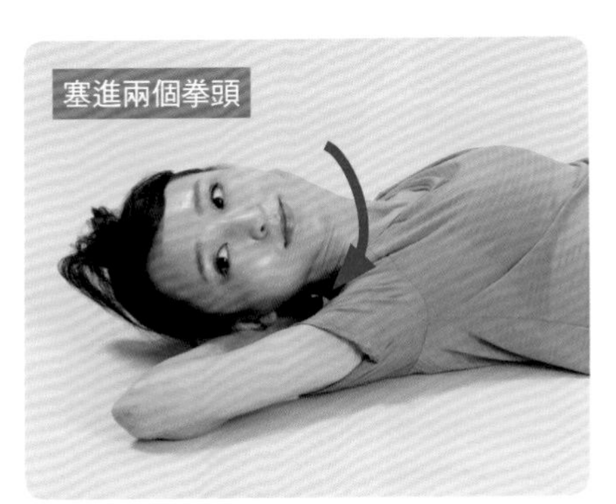

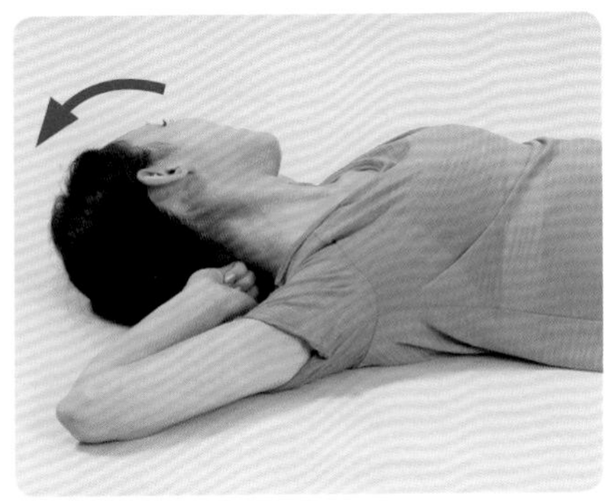

3 以兩個拳頭抵住第一頸椎，然後左右擺頭。

左右擺頭30次。

Point

- 在脊椎調整術協會是使用骶骨枕®取代拳頭。骶骨枕能有效直接活絡並矯正骨頭。另外，也可以將毛巾捲起後塞入。使用毛巾時，厚度要調整到使後頭部稍微離地。

骶骨枕

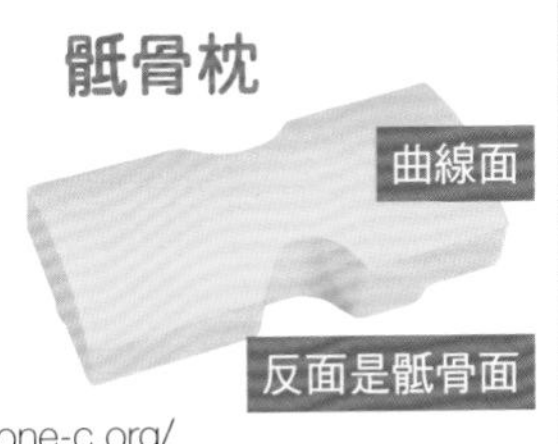

https://www.sebone-c.org/

每週2次的提昇肌力訓練

後踢

需遵守強度及頻率規定才會見效。可鍛鍊支撐骶骨的臀大肌，預防骶骨歪斜與偏移，使之穩定。

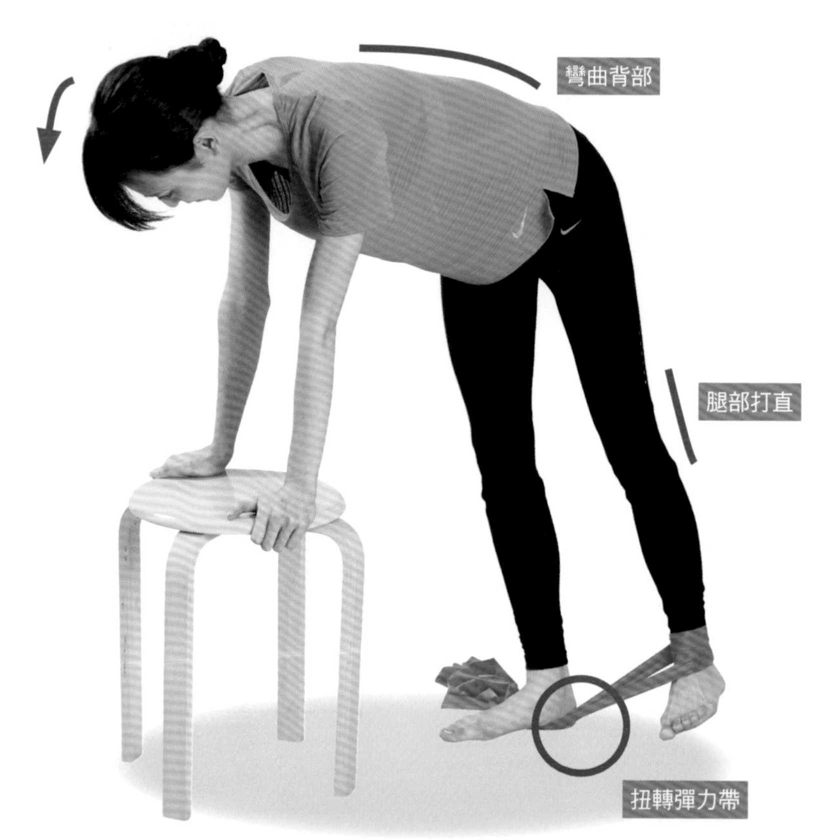

1 將彈力帶纏在腳踝上，作為軸足的另一隻腳則踩住彈力帶。
接著雙手扶住椅子的椅面，背部彎曲並低頭。
彎曲背部進行可預防骶骨往後偏移。

彈力帶（管）

彈力帶有各種強度，請配合自己的肌力選擇適合的強度。

2

纏繞彈力帶的腳向後抬，維持3秒鐘後恢復原來的姿勢。
腳向後抬時注意不可彎腰。

左右腳各做10次後
一定要做伸展操。

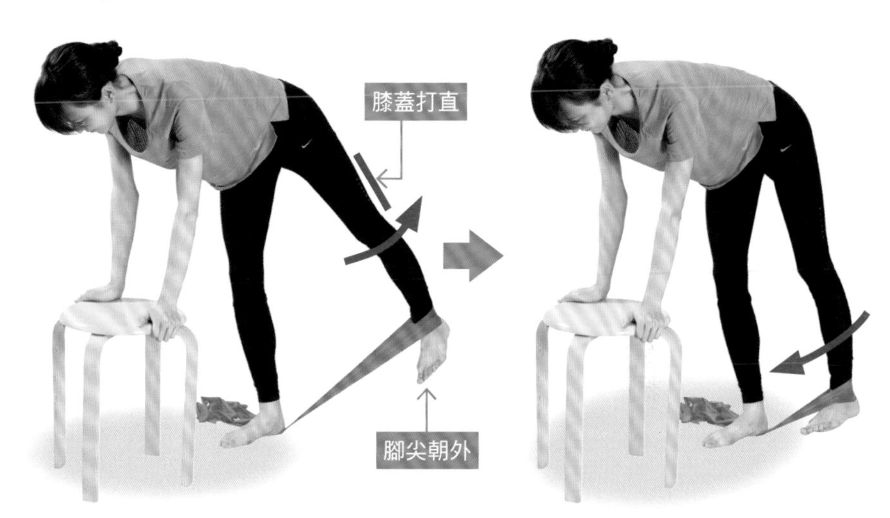

伸展運動

仰躺後兩膝立起，接著將其中一腳的外側腳踝翹放在另一腳的膝蓋上。雙手則抱住下方腿部的大腿內側，然後拉近胸部。

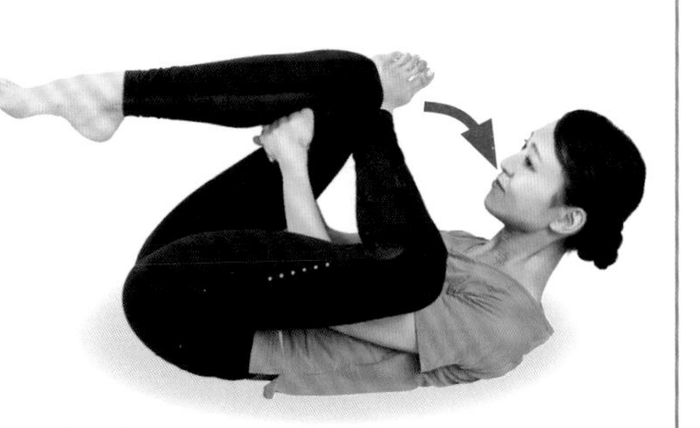

維持30秒後換邊，另一隻腳也是一樣。
左右訓練各10次加一次伸展操為1組，連續做3組。

Point

- 增加彈力帶的扭轉次數或是纏繞雙重、甚至三重彈力帶，就能增加負荷。

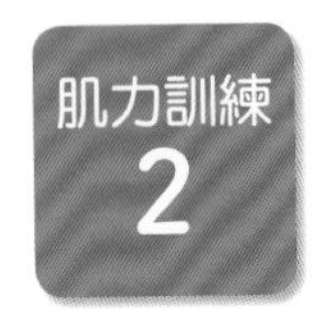

肌力訓練
2

每週2次的提昇肌力訓練

高肘划船

鍛鍊部位
菱形肌

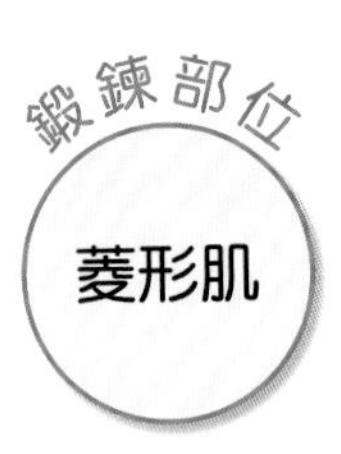

主要鍛鍊連結胸椎及肩胛骨的菱形肌，增強使兩邊肩胛骨靠近的肌力。並可防止背部彎曲駝背，使之穩定。

1 坐在地板上，膝蓋稍微彎曲，接著將彈力帶中央部分套在雙腳腳掌上，兩手拿著彈力帶。

將彈力帶纏繞在
手上比較好拉
彈力帶中央部分套
在併攏的雙腳上
膝蓋稍微彎曲

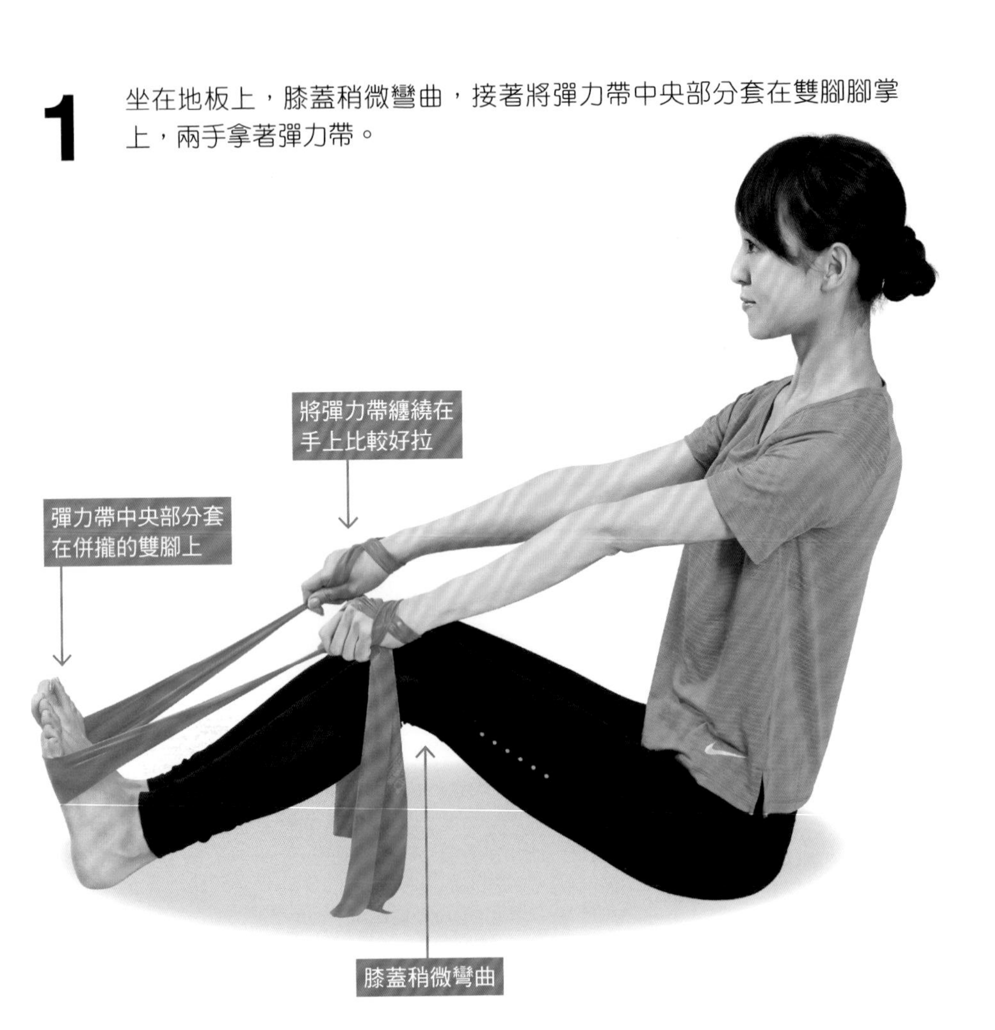

2 兩手腋下打開，張開胸部，手肘上抬到與肩同高，使兩邊肩胛骨靠近。維持脊椎弧度再回到原來的姿勢。

重複10次後
一定要做伸展操。

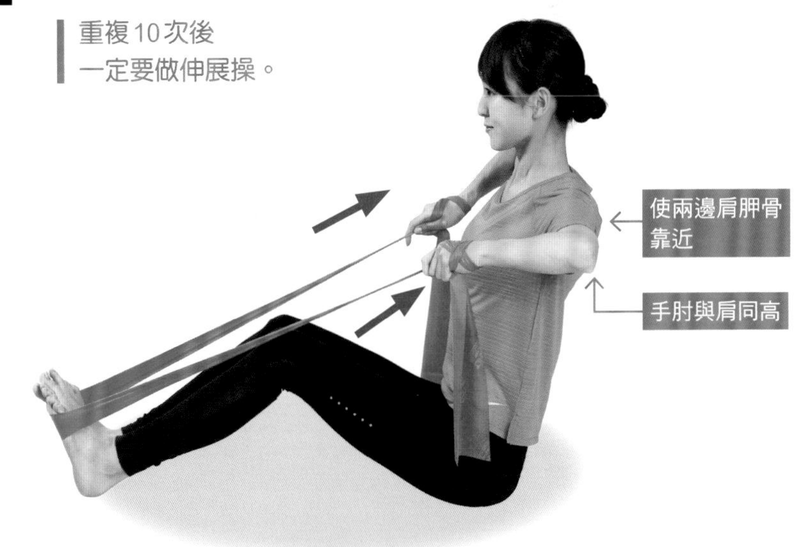

Point

● 拉起彈力帶時，要意識到雙肘與兩肩呈一直線。

伸展運動

坐在地板上，膝蓋彎曲，雙手十指在胸前交叉。接著交叉的雙手手心往前推，同時彎曲背部，有如扯下肩胛骨般伸展背部1分鐘。

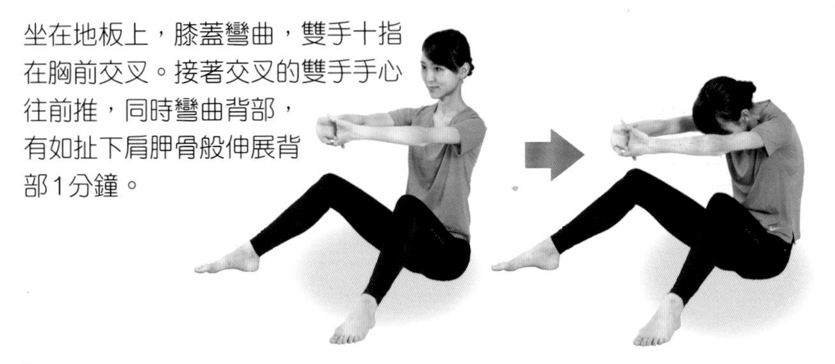

訓練10次加一次伸展操為1組，連續做3組。

專欄 脊椎調整術能預防長臥不起

在每4人就有1人超過65歲以上的日本，為了刪減社會保障費，延長**健康壽命**＊也就成為一大課題。

高齡者需要支援、照護的原因五花八門，最常見的原因在於一種名叫「運動障礙症候群（Locomotive Syndrome）」的骨頭／關節／肌肉等運動器官障礙。這是因為「年齡增長及缺乏運動造成運動器官衰退，引發疼痛、平衡能力衰減以及可動範圍受限，降低日常生活的自立度。」**不過肌肉與年齡無關，只要遵守強度及頻率就能藉由訓練提昇肌力，這在脊椎調整術已實證過**。一般而言，「年紀愈大愈不容易長肌肉」這句話幾乎如同洗腦般時有耳聞，其實沒這回事。根據2013年國民生活基礎調查指出，運動器官障礙已經超過腦部疾病及失智症，成為需要支援、照護的主要原因，約佔25%，位居首位。脊椎調整術透過持續進行3大要素運動來鍛鍊健康的身體，延長健康壽命，為刪減醫療費用貢獻良多。

＊健康壽命：是指在健康上沒有任何問題，過著正常生活的期間。

符合以下條件者，最好立刻開始做脊椎調整術的基本運動！

□無法單腳站立穿襪子
□在家中常摔倒或滑倒
□上樓梯時需要握扶手
□沒辦法在綠燈時間內過完馬路
□無法持續步行15分鐘
□無法將重約2公斤的物品（約2桶1公升裝鮮奶）提回家
□在家中無法手拿略重物品工作（使用吸塵器或收曬棉被等）

上述7個項目只要符合1項，就有可能罹患運動障礙症候群。

（摘自公益社團法人日本整型外科學會會刊）

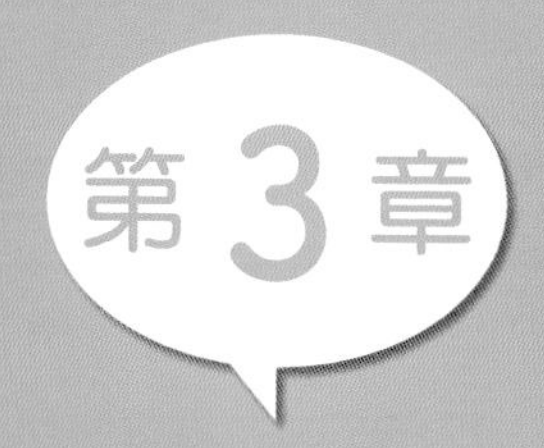

不同症狀的舒緩&矯正體操

為改善難治症狀的特化計畫

日常生活中身體感覺疼痛時，大多數人會藉由安靜下來、按揉鬆弛疼痛部位、身體前後彎曲做伸展操等，來緩和疼痛。可是，這些都只是暫時的因應方法，無法根除疼痛原因。

光是靜下來，身體歪斜也不會好轉，而對身體歪斜所引起的疼痛置之不管只會讓症狀不斷惡化。我在本書的「前言」中也提到過，靠運動治療的疾病就只能靠運動來治療。若是判斷錯誤的話，能治的病也會治不好。

脊椎調整術針對靠運動治療的疾病建立了獨到的理論，透過特化計畫及指導力付諸實踐，已有許多實績。

在第3章中將特別針對讓多數人傷腦筋的症狀，藉由「舒緩體操（ROM運動）」及「矯正體操」來改善引發各種症狀的神經傳導異常。**本章介紹的不只是嘗試後身體狀況就會逐漸好轉的體操，而是以從根本改善症狀為目的所編排的計畫。**

剛開始做這些運動時，有人可能會出現「反動」而使疼痛加劇，不過不用擔心。會出現疼痛就表示神經傳導異常造成的感覺麻木獲得改善，能明確自覺疼痛。

想要改善症狀，可搭配第2章介紹的「基本運動」，以及針對不同症狀所介紹的體操一起進行，效果會更好。

預防／改善頭痛及肩膀痠痛

骶骨歪斜造成的代償性動作會引發頸椎位移，請多加注意！

頭痛可分成許多類型，即使接受檢查也搞不清楚原因的頭痛，大多與**頭蓋骨本身歪斜（因為很輕微而遭到忽視）**或是**骶骨歪斜造成的代償性動作所引發的頸椎位移有關**。

頸椎負責支撐沉重的頭部，因此容易位移，連帶導致從腦部發出、經過脊髓的腦神經及腦血管受到拉扯，形成頭痛。不僅如此，習慣用單邊咀嚼會強烈刺激顳肌（太陽穴的肌肉），而對位於頭蓋骨中央的**蝶骨**單側施以強力，就會產生歪斜，引發骨膜疼痛而產生頭痛。不過頸椎歪斜造成壓迫引發的症狀很多，有時也不一定會出現由頸椎骨歪斜或整個腦幹歪斜等各種情況引發的腦神經傳導異常。

頸椎位移也會引發肩膀痠痛。先決問題是矯正造成肌肉緊繃的骨頭歪斜及代償性動作，以及引發上述情況的骶骨歪斜。

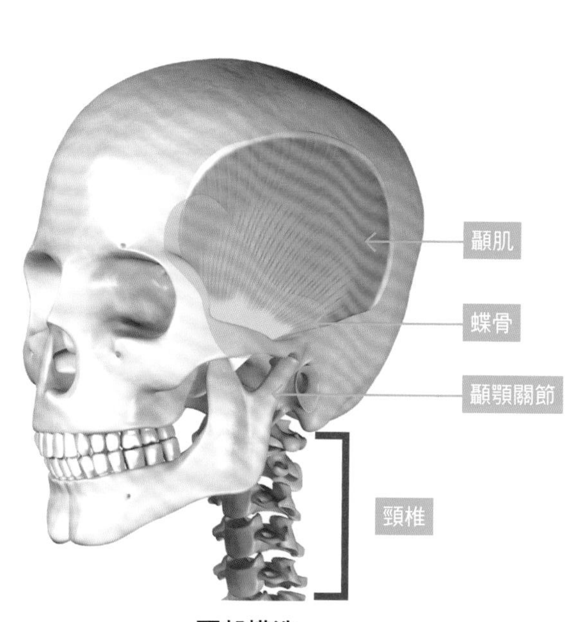

頭部構造

舒緩體操

預防／改善頭痛及肩膀痠痛

扭轉脖子

舒緩部位
頸椎

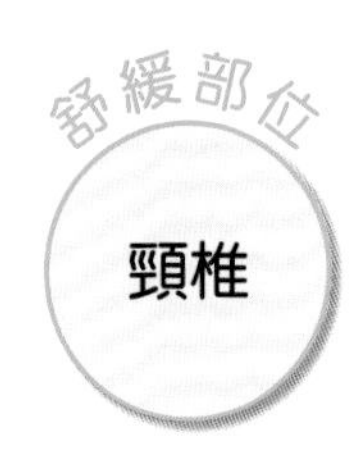

趴在地上，頭部貼地並扭轉脖子，可放鬆頸椎及其周圍的神經。藉由頭部直接貼地，可加強活絡頸椎。

雙腳打開
與肩同寬
豎起腳尖
手肘彎曲
呈90度
頭部貼地

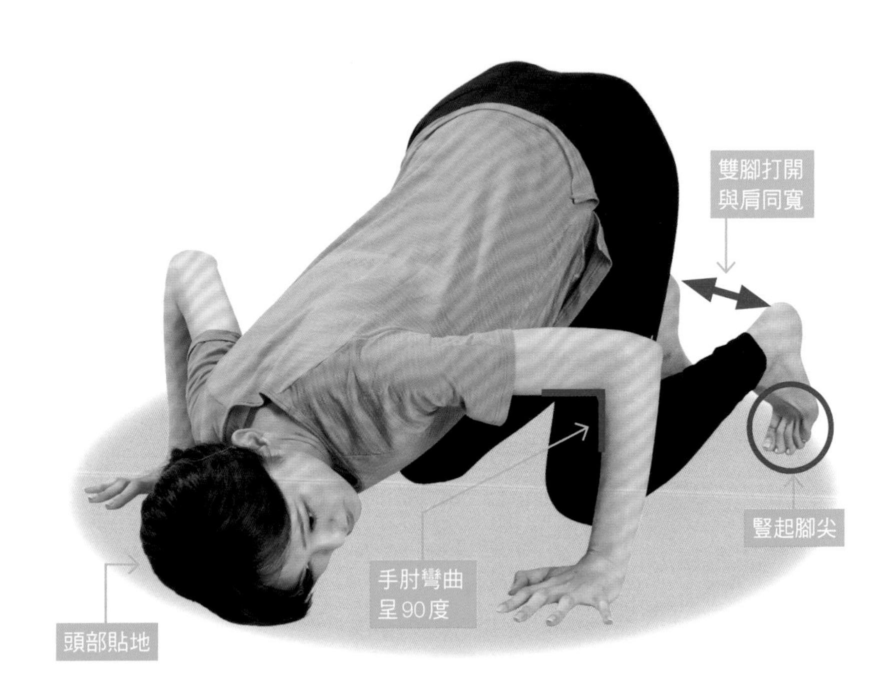

1 趴在地上，雙腳腳尖豎起，雙手張開與肩同寬，兩肘彎曲呈90度，頭部貼地。

2 其中一側的太陽穴貼地。
臀部往後推，使臉頰貼地，
接著臀部往前推，使太陽穴貼地，
然後上下擺動頭部，
如此為1次。

向左

向右

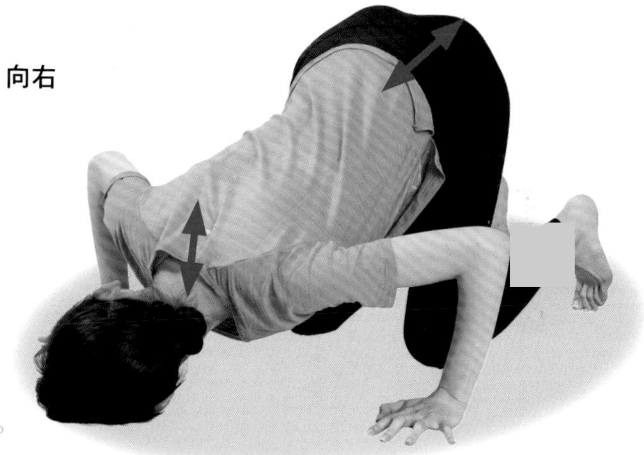

左右各進行10次。

Point

- 雙肘彎曲呈90度時，注意要筆直立起手肘，不可往後倒。
- 上下擺動頭部時，記得意識到頸部與肩膀的情況（骨頭、肌肉、神經動作等）。

舒緩
矯正
體操

預防／改善頭痛及肩膀痠痛

轉動頭部

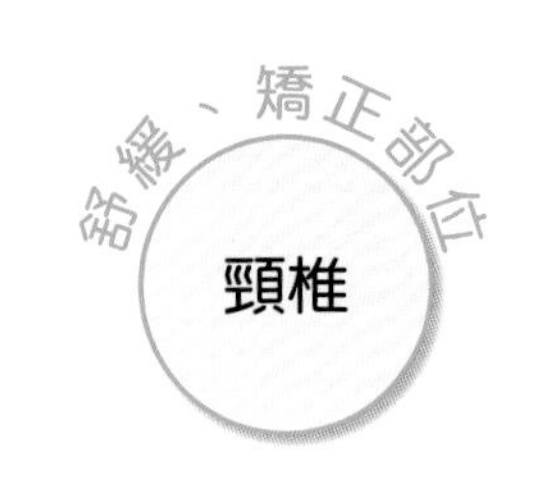

額頭貼地，以太陽穴為中心左右扭轉頭部，
加強活絡頸椎。
搭配「扭轉脖子」一起進行效果會更好。

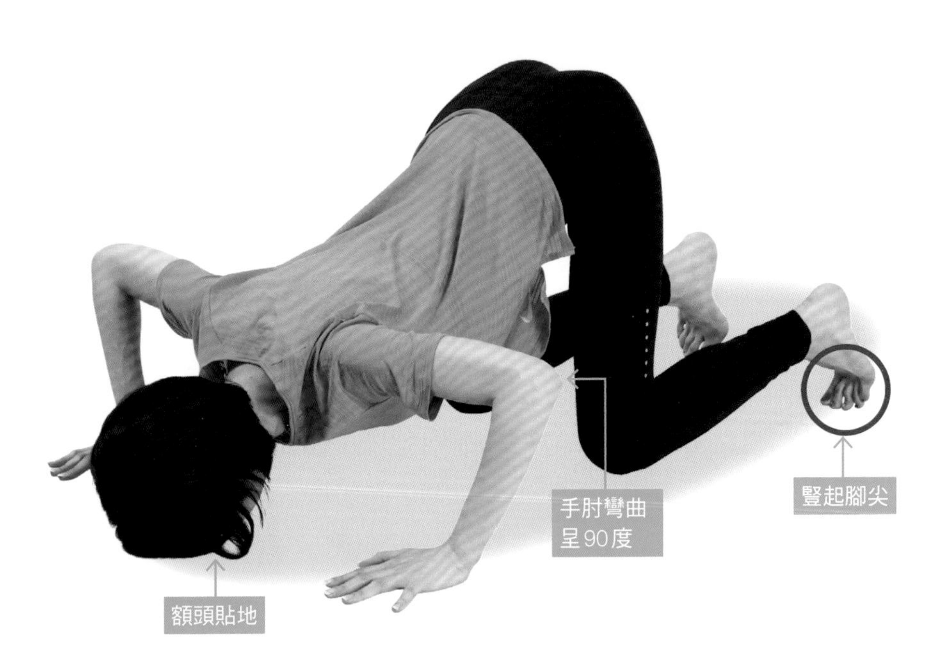

1 趴在地上，豎起雙腳腳尖，雙手張開與肩同寬，兩肘彎曲呈90度，手掌貼地。
接著低頭，使額頭貼地。

2

以貼地的額頭為中心側轉頭部，
使太陽穴貼地。
接著往反方向側轉頭部，
使另一邊太陽穴貼地。

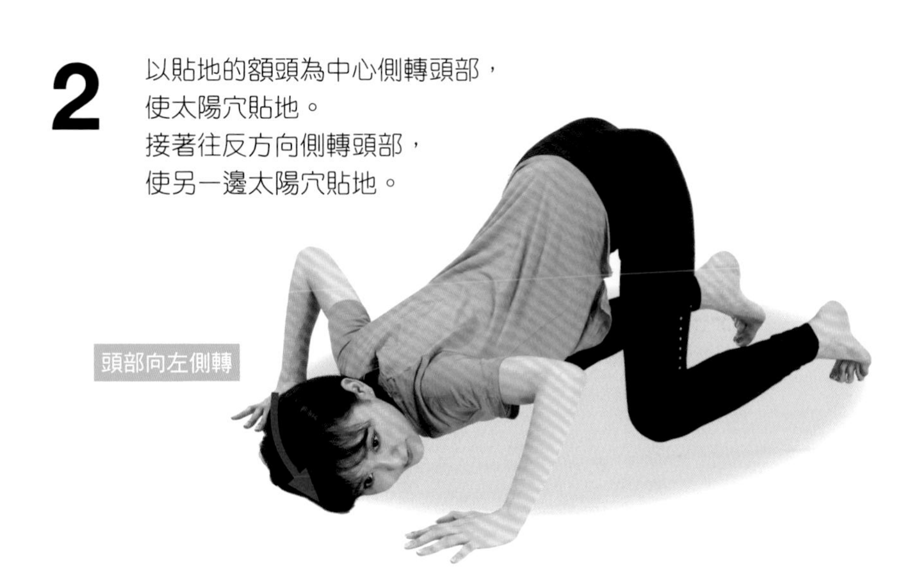

頭部向左側轉

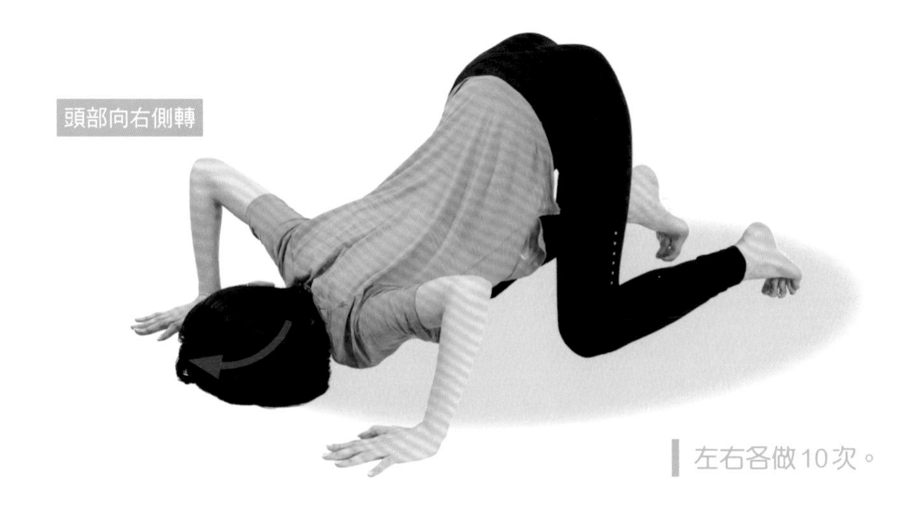

頭部向右側轉

左右各做10次。

Point

- 雙肘彎曲呈90度時，注意要筆直立起手肘，不可往後倒。
- 側轉頸部時，意識到頸部與肩膀的情況（骨頭、肌肉、神經動作等）會更有效。

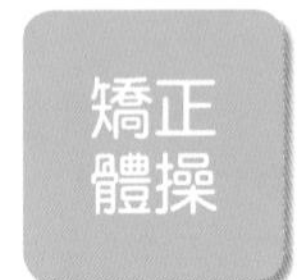

預防／改善頭痛及肩膀痠痛

第 7 頸椎歸位

可活絡往後偏移的頸椎（後方位移），矯正頸部的基底頸椎 7 號的歪斜。重疊的拳頭讓人更容易意識到頸部，進而有效矯正以頸椎 7 號為中心的歪斜部分。

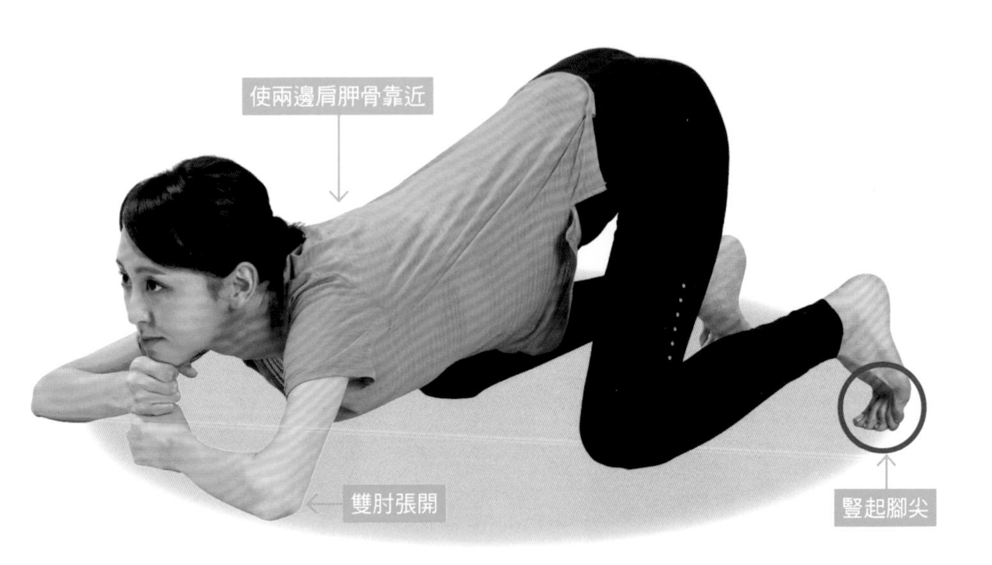

1 趴在地上，豎起雙腳腳尖，下巴往前靠在重疊的拳頭上。雙肘張開，盡量讓兩邊肩胛骨靠近。

2 下巴使勁壓住拳頭，保持此姿勢，頭部往上抬。

重複10次後，接著拳頭上下交換進行。

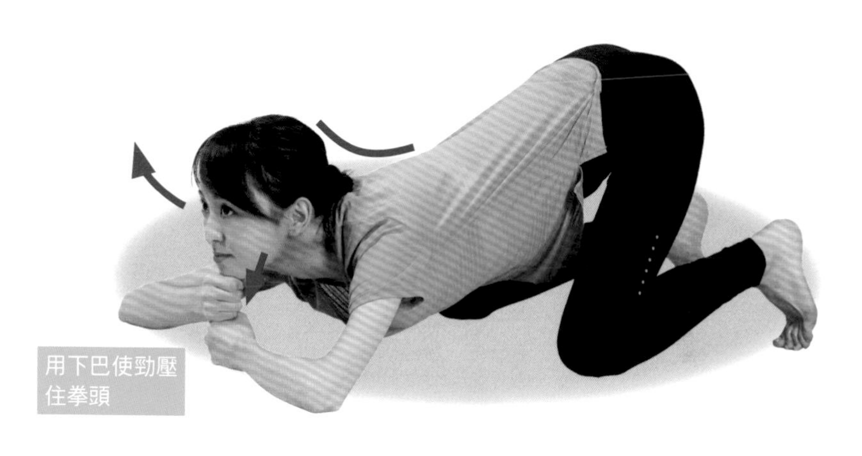

用下巴使勁壓住拳頭

Variation

習慣之後，可雙肘上抬離地進行。

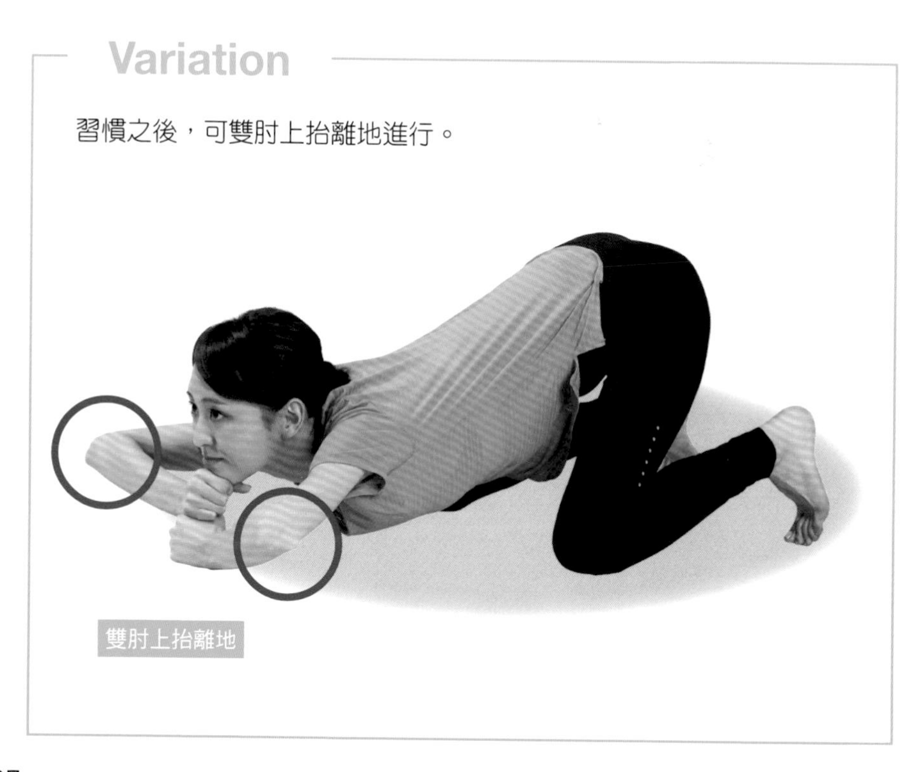

雙肘上抬離地

預防／改善四十肩、五十肩

肩膀內旋是誘因

四十肩及五十肩是指做出舉手或是向後繞的動作時會因肩膀疼痛而受到限制。由於發病者以四、五十歲居多而得其名，在醫學上叫做「**沾黏性肩關節囊炎**」。引發四十肩及五十肩的原因在於骶骨歪斜產生代償性動作，導致肩膀朝內縮（內旋），使得肌肉與肌腱受到拉扯造成神經傳導異常。**若神經傳導持續異常，肌肉與肌腱就會逐漸僵化，使關節動作潤滑順暢的滑液也會分泌不足，導致關節骨頭摩擦發炎。**不僅如此，由於經過肩膀的神經連結頸部到指尖，位於其中的肩關節內旋成為誘因，對手肘、手踝及手指關節也會產生影響，不僅會引發腱鞘炎及肘關節發炎，甚至也會造成指關節變形。

常聽到四十肩、五十肩約半年至一年左右就能自然痊癒，其實這只是變得不易感覺疼痛，並不表示肌肉、肌腱及神經的狀態有得到改善或治癒。即使沒有出現症狀，也常發生肌肉及關節僵硬、可動域變窄以及神經傳導異常，不妨積極做放鬆肩膀等的運動，來擴大肩膀可動域。

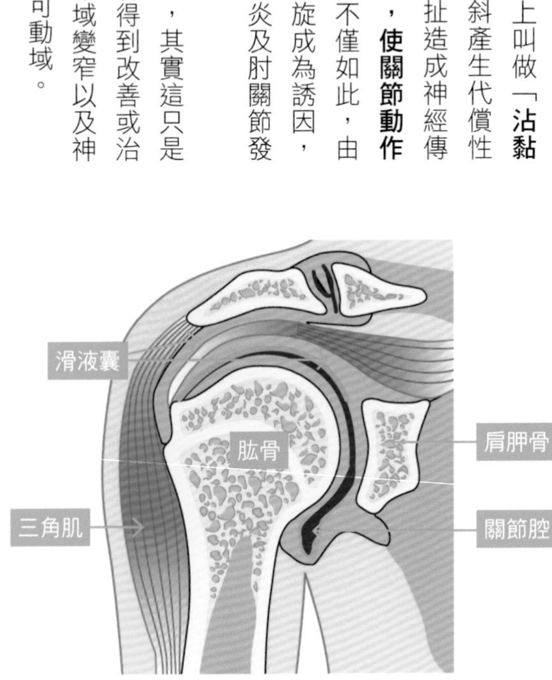

肩關節構造

舒緩體操

預防／改善四十肩、五十肩

壓肩

可活絡肩膀的關節及整體肌肉，放鬆僵硬的肩膀關節。
利用上半身重量就能有效活絡肩關節。

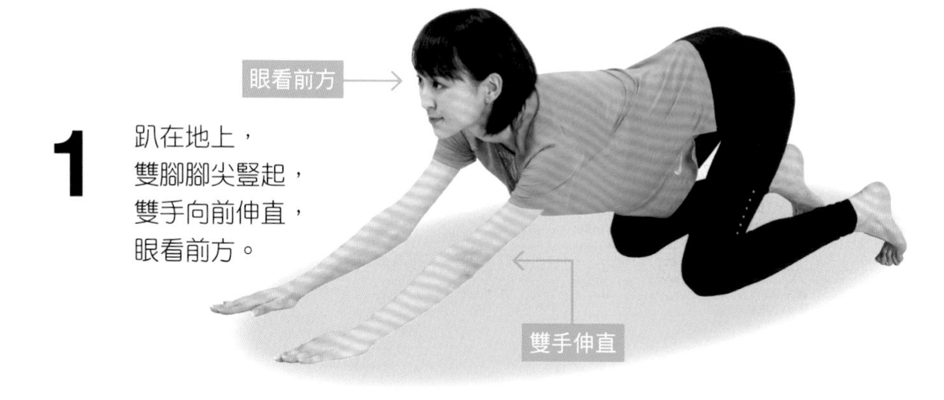

1 趴在地上，雙腳腳尖豎起，雙手向前伸直，眼看前方。

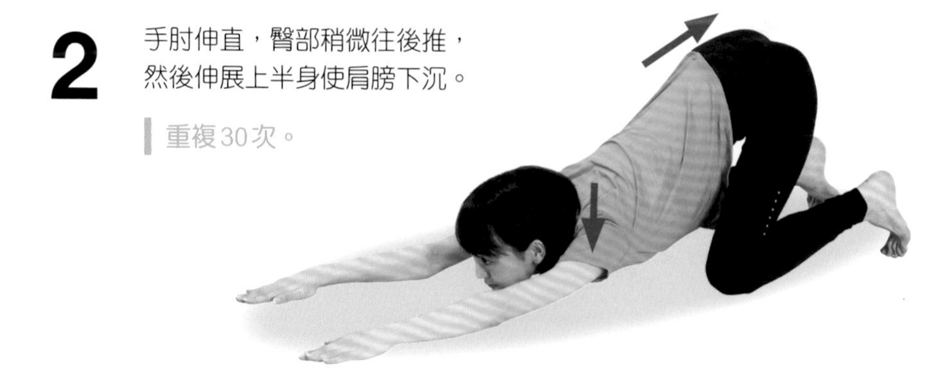

2 手肘伸直，臀部稍微往後推，然後伸展上半身使肩膀下沉。

重複30次。

Point

- 使肩膀下沉時，手肘伸直，腰部往後推，利用上半身的重量就能順利進行。
- 若肩膀疼痛，請在不勉強的範圍內進行。

舒緩體操

預防／改善四十肩、五十肩

放鬆肩膀上下／轉動

活動位置比心臟高的小肌肉能迅速提昇心跳數，最適合作為暖身運動。
搭配「壓肩」一起進行，更能有效放鬆肩膀。

基本姿勢

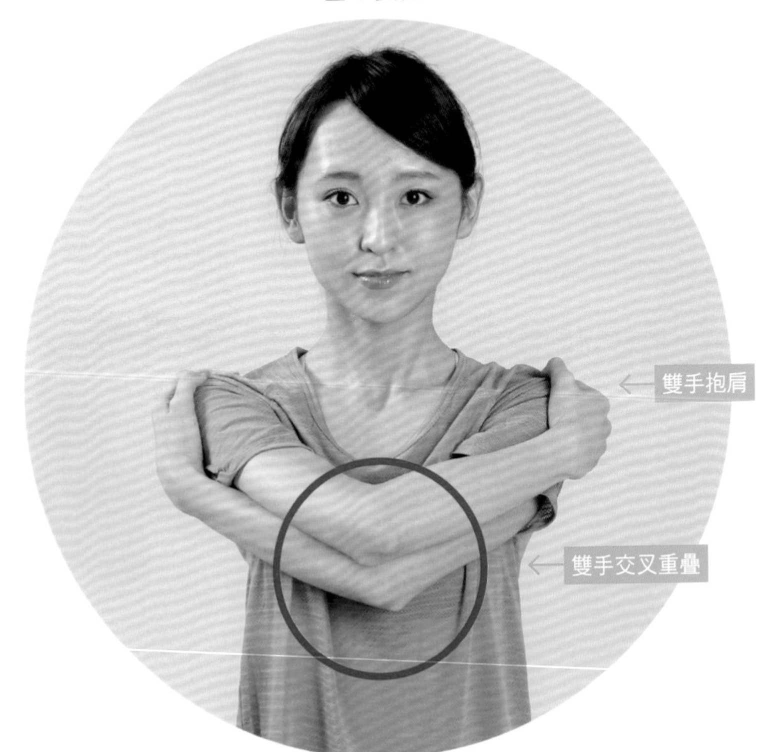

1 放鬆肩膀

左手從腋下抓住右肩，右手在上抱住左肩，雙手交叉，使手肘上下重疊。

2 放鬆肩膀 上下

雙肘重疊，
以下方的手抬起上方的手的
方式上下擺動，盡可能讓
手肘高過肩膀。

上下擺動30次後，
接著上下交換進行。

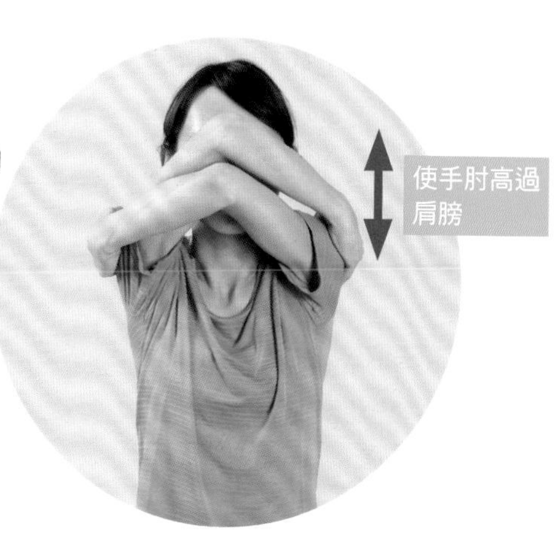

3 放鬆肩膀 轉動

做完放鬆肩膀（上下）後，接著用手肘畫圓轉動。右肘在上時以逆時針方向轉動，左肘在上時則以順時針方向轉動。

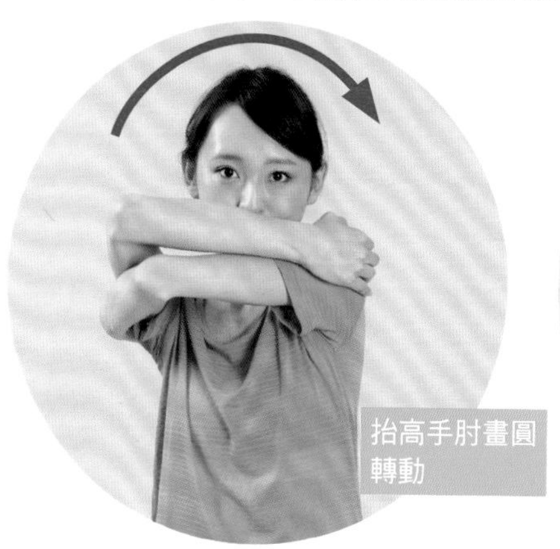

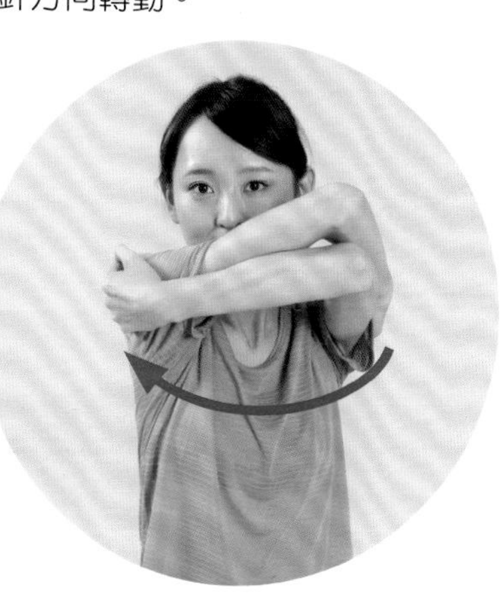

做完30次後換手進行。

Point

- 上下擺動及轉動手肘時，記得要雙肘重疊進行，不可分開。
- 若活動手臂會疼痛，則在能力所及範圍內進行，慢慢擴大可動域。

矯正體操

預防／改善四十肩、五十肩

握臂開肩

可活絡肩膀周邊的肩胛上臂關節與腱板，
尤其是棘下肌及小圓肌的肌腱，
矯正朝內側縮進去（內旋）的肩膀。

矯正部位
肩關節周邊

抬頭挺胸，背部挺直
使兩邊肩胛骨靠近

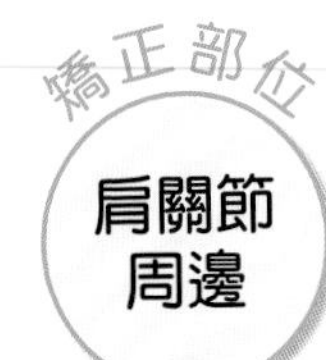

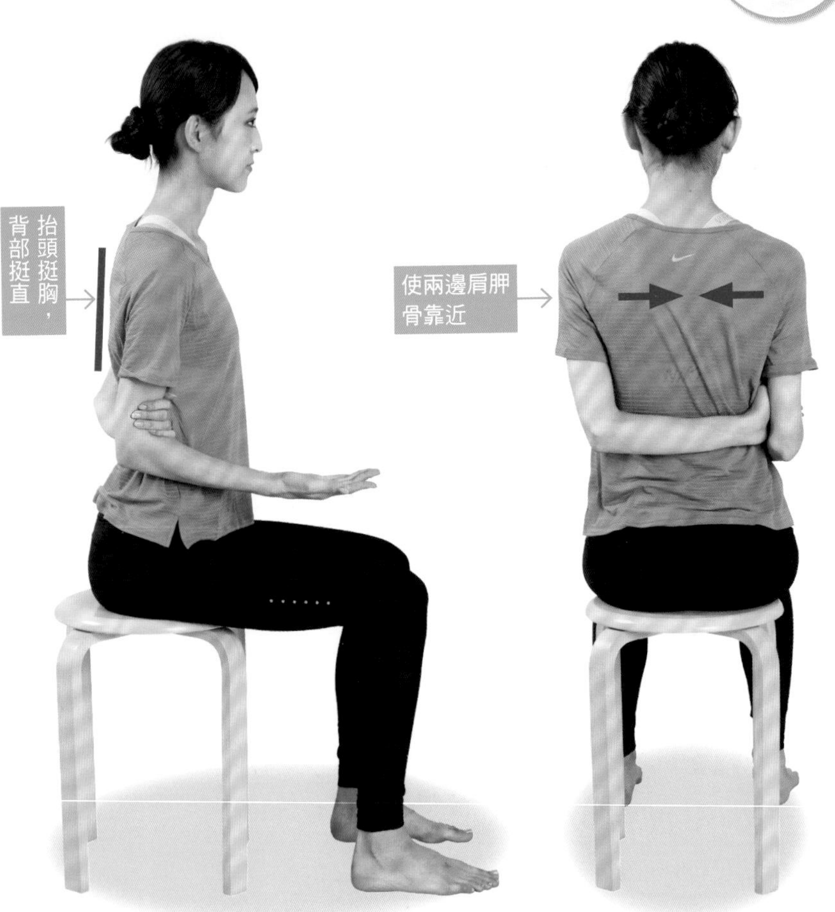

1 淺坐椅子，其中一手的手肘彎曲呈90度，手心向上，另一隻手則繞到腰部後方抓住另一邊的手。維持此姿勢兩肩向後靠，使肩胛骨靠近。

2 手肘維持彎曲不變，往身體側邊張開手臂（外旋），同時使兩邊肩胛骨靠近，再回到原來的姿勢。

重複30次，另一隻手也是一樣。

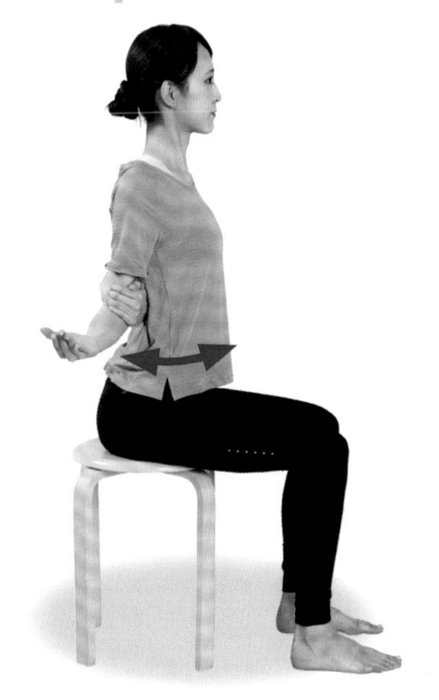

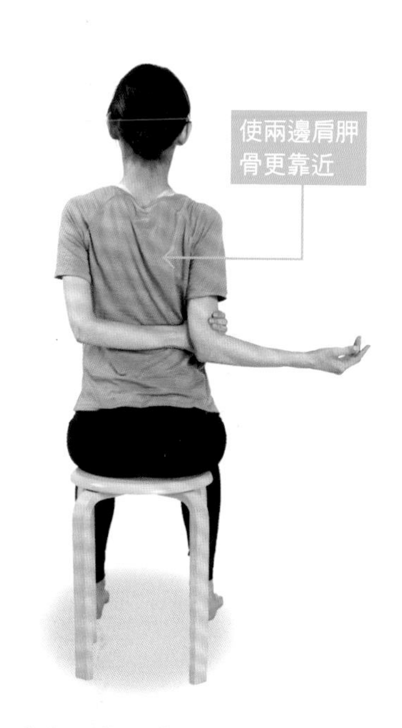

Variation

若無法抓住另一隻手的話，可用毛巾套住上臂輔助進行。

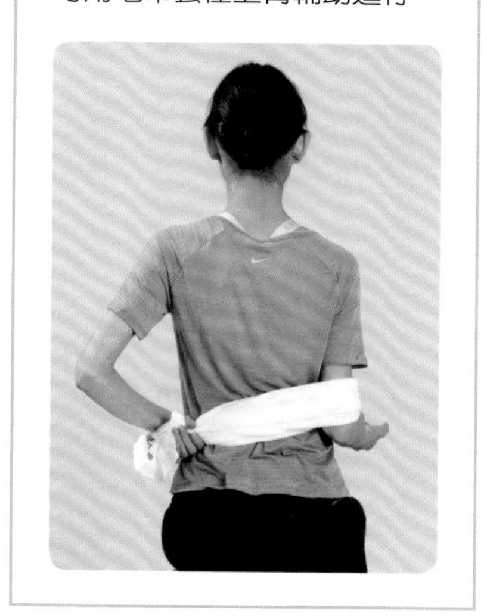

Point

- 手肘外旋時，要常保上半身朝向正面，以免肩膀旋轉。
- 理想狀態是手肘往正側邊張開（90度），如果辦不到，則在能力所及範圍盡量張開，慢慢擴大手肘可動域。

預防／改善肩頸痠痛、頭暈、耳鳴及顳顎關節症候群

頸椎1號位移會引起頭暈及耳鳴

會出現頭暈及耳鳴等症狀的原因，在於後方位移的骶骨產生代償性動作，導致第1及第2頸椎為了支撐頭蓋骨而往後偏移（後方位移）。尤其12對腦神經當中就有11對集中在位於頸椎1號深處的延腦及橋腦交界處，因此若是頸椎1號偏移的話，這些神經也會受到牽引，造成諸如頭痛及頭暈等眼、耳、自律神經等相關腦神經出現傳導異常，在各種部位引發症狀。

頭暈的原因與頭痛一樣，都是由於用力咀嚼導致三叉神經受到牽引所造成的。三叉神經又分成眼神經、上頜神經及下頜神經三個分支，是腦神經當中最粗大的神經。就連覆蓋絕大部分頭部、咀嚼東西時發揮重大作用的嚼肌及顳肌也是由三叉神經所控制。如果咀嚼困難，表示三叉神經受到嚼肌及顳肌拉扯，甚至連附近的內耳神經也受到牽引，引發頭暈（關於腦神經介紹詳見15頁）。

從上到下整個頸部出現緊繃，感到疼痛時，表示頸椎1號往後偏移。若頸部很難做出左右回頭動作的情況，就表示頸椎4～6號偏移了。若是頭抬不起來，原因則出在頸椎7號與棘突起碰撞（參照26頁）。

會出現下巴痛、嘴巴張不開、一動下巴就會發出聲音等症狀的**顳顎關節症候群，是由於一種比骨頭柔軟、扮演緩衝角色的關節——關節圓盤往前偏移（前方位移）所致。**

關節圓盤的前方與外翼肌上頭連結，外翼肌起始於蝶骨大翼。一旦翼肌攣縮，不僅是顳顎關節，連帶蝶骨也會產生歪斜，會阻礙下巴做出複雜的動作。

只要矯正蝶骨，上述症狀就能夠得到緩和。

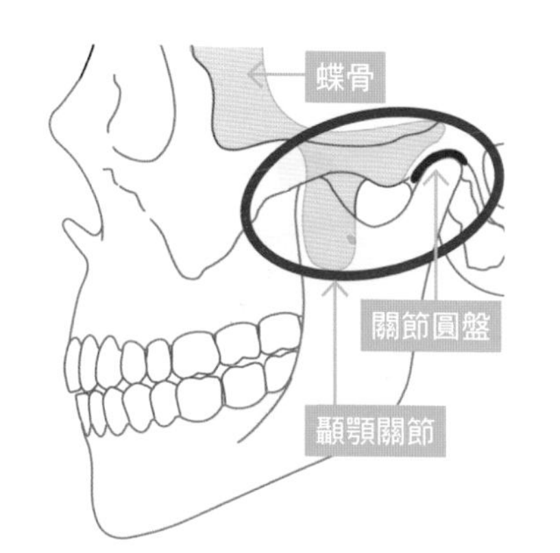

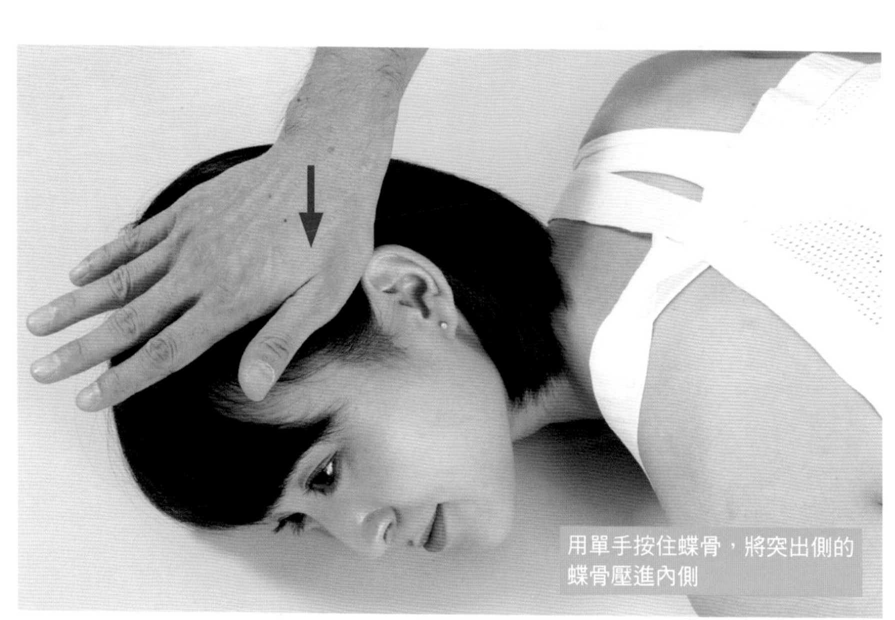

矯正蝶骨

舒緩
矯正
體操

預防／改善肩頸痠痛、頭暈、耳鳴及顳顎關節症候群

單手輔助扭轉脖子

藉由放鬆各種症狀的肇因——頸椎，使之回到正確位置來緩和症狀。用手輔助扭轉脖子及施加體重，比扭轉脖子（→ P. 82）更能有效放鬆頸椎，還能矯正頸椎扭轉。

舒緩、矯正部位
頸椎

手扶地面
作為支撐
豎起腳尖
使太陽穴靠在手
掌上

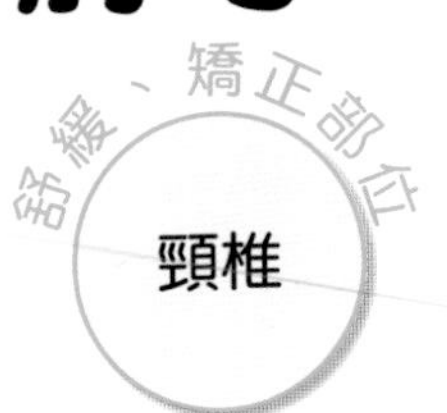

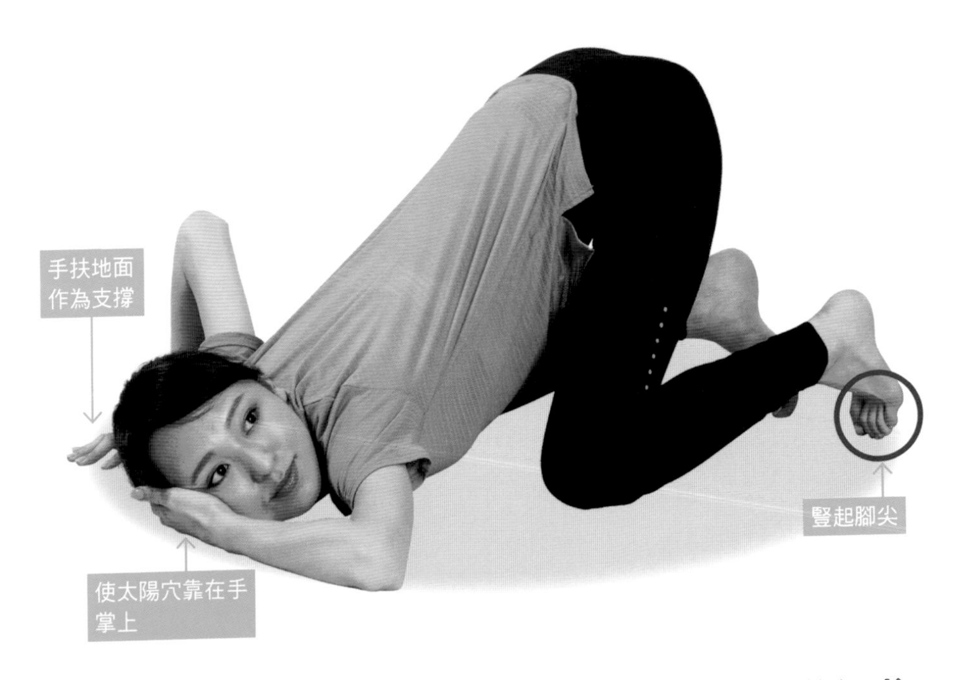

1 趴在地上，雙腳腳尖豎起，其中一手（左手）掌心朝上放在地上，臉轉向旁邊（左），使太陽穴靠在手掌上。
另一隻手則彎曲手肘作為支撐，以免過度施加體重。

2 彎曲脖子使下巴貼地，然後伸展脖子上下活動，使下巴上抬。

重複10次，另一邊也是一樣。

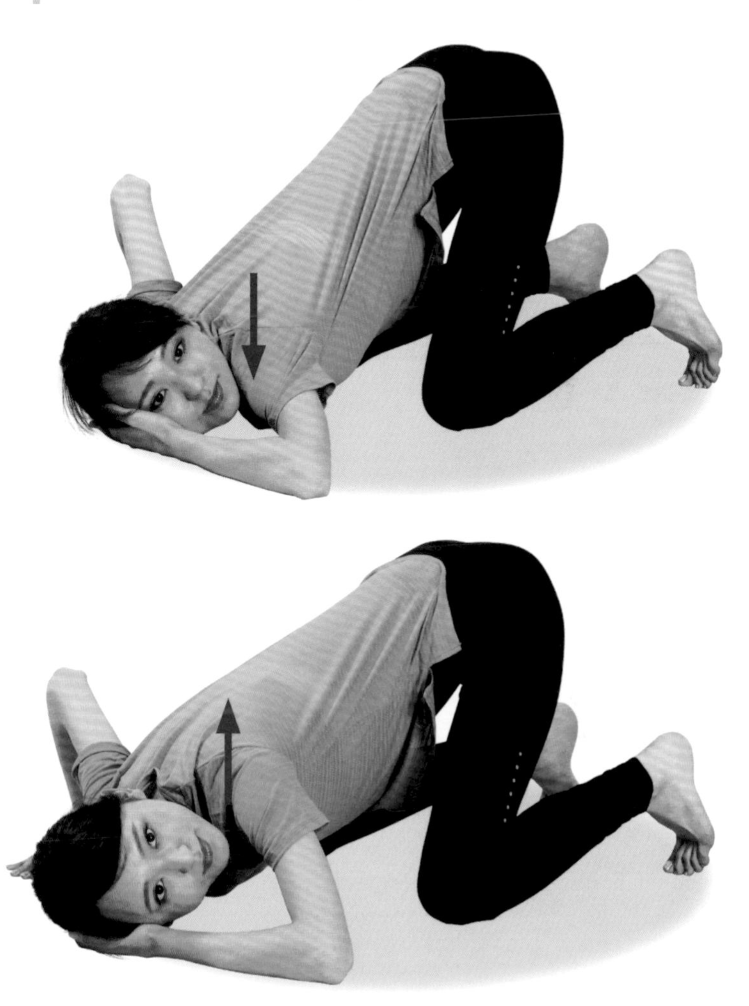

Point

- 沒有扶住太陽穴的另一隻手僅作為支撐，以免過度施加體重。
- 若想要改善肩頸痠痛、頭暈、耳鳴及顳顎關節症候群等症狀，建議搭配轉動頭部（→P.84）及第7頸椎歸位（→P.86）一起進行，效果會更好。

預防／改善背部僵硬及疼痛

要注意突然的疼痛及劇烈疼痛

引發背部僵硬的原因，在於支撐脊椎的肌力衰弱，使得背部彎曲駝背、胸椎左右位移及扭轉，導致神經受到牽引及韌帶攣縮。若是放任骶骨與腰椎歪斜不管，就會產生胸椎向後突出（後彎）的代償性動作，導致從胸椎發出的神經受到拉扯而引發傳導異常，出現僵硬及疼痛。因此首先得矯正骶骨及脊椎歪斜，接著增強支撐脊椎位在正確位置的肌力，這很重要。

若是一碰到背部就感到劇烈疼痛，或是一活動頸部上背部就會出現一陣疼痛的話，表示星狀神經節的傳導出現異常。星狀神經節位於頸椎7號之下，約胸椎1、2號一帶，是成為交感神經節分歧點的大型神經節（神經細胞體的集合）。當骶骨後方位移，產生嚴重的胸椎後彎的代償性動作，星狀神經節就會受到拉扯，引發過度緊張。由於會產生劇烈疼痛，甚至有人痛到頭部動彈不得。

當星狀神經節的傳導發生異常時，伸手越過肩膀上方繞到背部，用指尖觸碰肩胛骨內側時，位於肩胛骨之間胸椎2號的側面一帶就會感覺緊繃，或是向上伸手時會感覺疼痛。

星狀神經節位在手能觸及的位置，因此有些人為了緩和疼痛會用手揉或是冷敷這個部位，但這樣反而會造成反動，使疼痛加劇，必須多加注意。

另外，背部疼痛屬於容易受到頸部及肩膀痠痛等影響而出現的症狀之一。因此出現背痛症狀時往往會輕忽大意，**不過背部疼痛也是內臟機能衰退、癌症、急性主動脈剝離等嚴重疾病的信號。**

若有背部出現劇烈疼痛或是疼痛不斷時，應該到醫院接受診斷，千萬不可以置之不理。

以背痛為病因的主要疾病

- 主動脈疾病
- 主動脈剝離
- 胰臟疾病
- 尿道結石
- 脊椎壓迫性骨折
- 膽道狹窄
- 心臟疾病
- 肺部疾病等

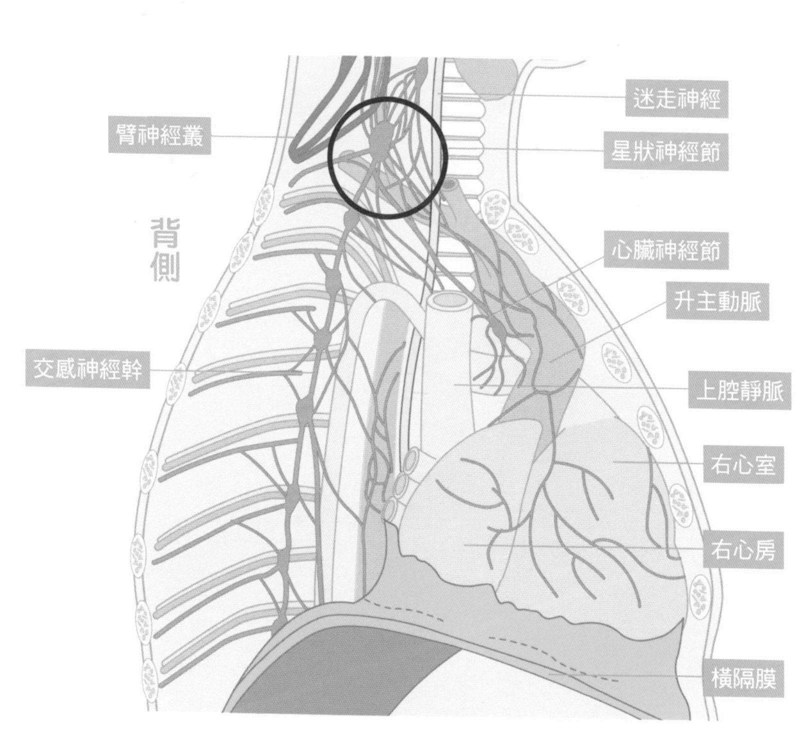

星狀神經節與胸部／上腹部自律神經系統

舒緩、矯正、神經伸展操

預防／改善背部僵硬及疼痛

星狀神經節伸展操

可活絡頸椎7號及位於頸椎前側（喉嚨側）的星狀神經節，鬆弛神經並進行矯正。利用頭部重量輔助使兩肩肩胛骨靠近，就能提高效果。

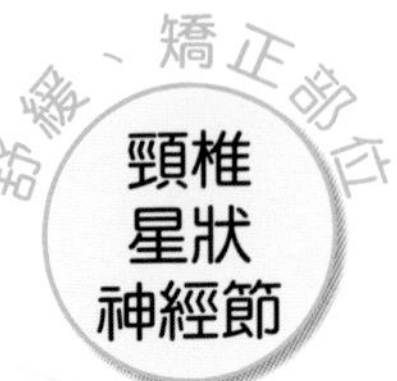

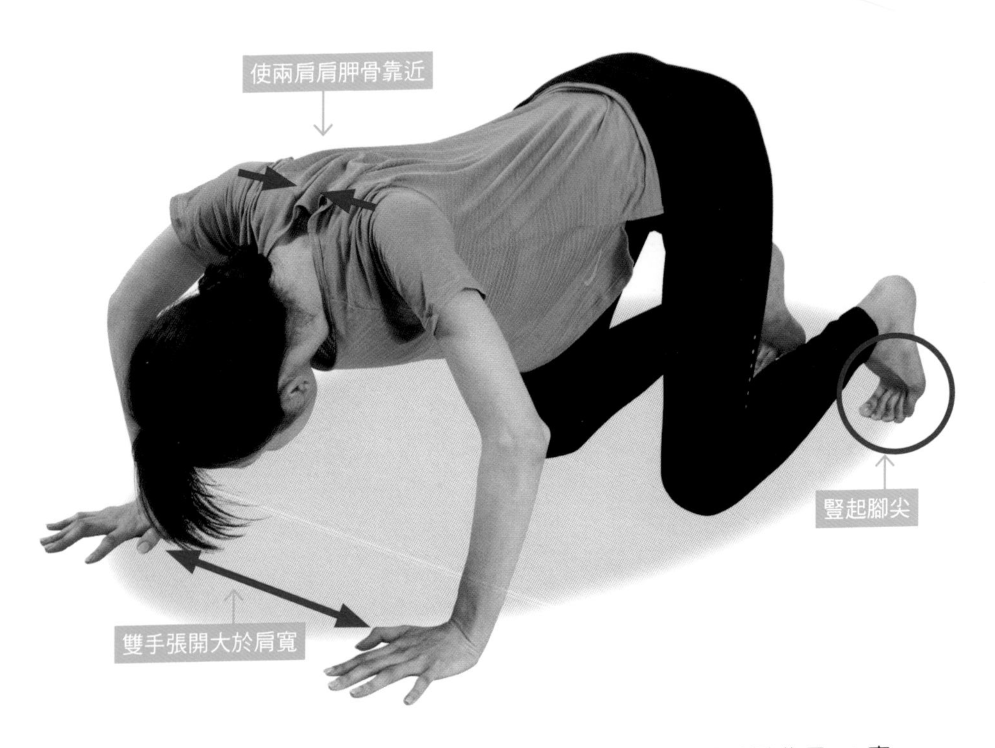

1 趴在地上，雙手張開大於肩寬，兩腳腳尖豎起。雙肘彎曲呈90度，盡可能使兩肩肩胛骨靠近。

2 雙肘維持90度彎曲，
擺動頭部，使頭鑽入單手手臂下方。

單邊做10次後，換邊同樣進行。

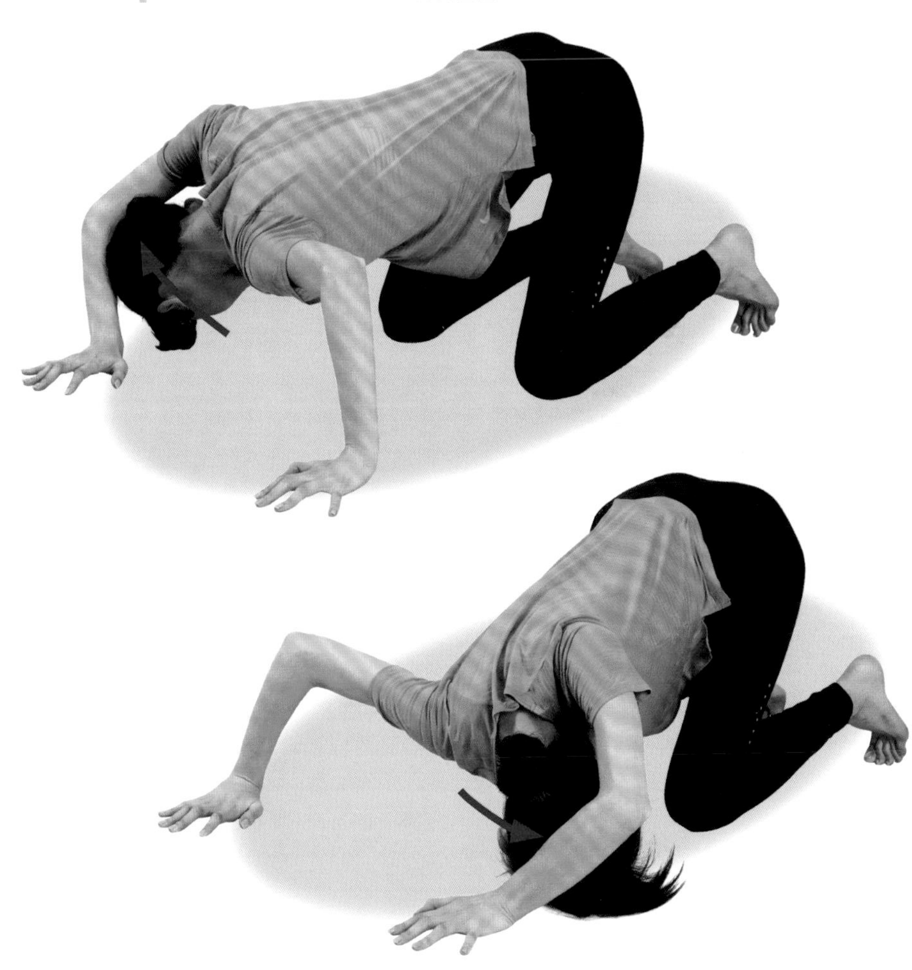

Point

- 手肘要維持90度彎曲，要意識到肩胛骨。
- 若頭部鑽進手臂下方有困難，則在能力所及範圍內進行，慢慢擴大可動域。

矯正
體操

預防／改善背部僵硬及疼痛

翹腳膝蓋傾倒

可活絡歪斜的胸椎，還能矯正胸椎6～8號的歪斜。藉由單腿翹在膝蓋上傾倒的動作來增強腿部力量，就能有效率地活絡胸椎，矯正胸椎扭曲。

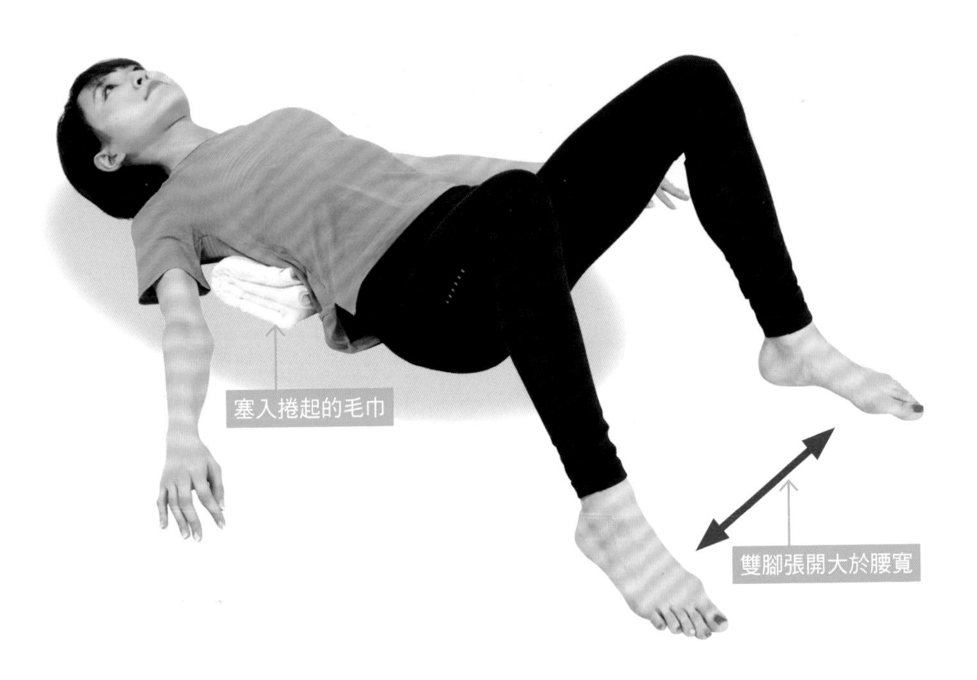

1 從側面塞入捲起的毛巾到背部中心並仰躺，雙腳張開大於腰寬，並立起膝蓋。
背痛的話，可不塞毛巾直接進行。

2

將其中一隻腳翹在另一腳的膝蓋上。
接著以膝蓋上方的腳往立起的膝蓋內側傾倒，使側腹扭轉。

重複30次後，換腳同樣進行。

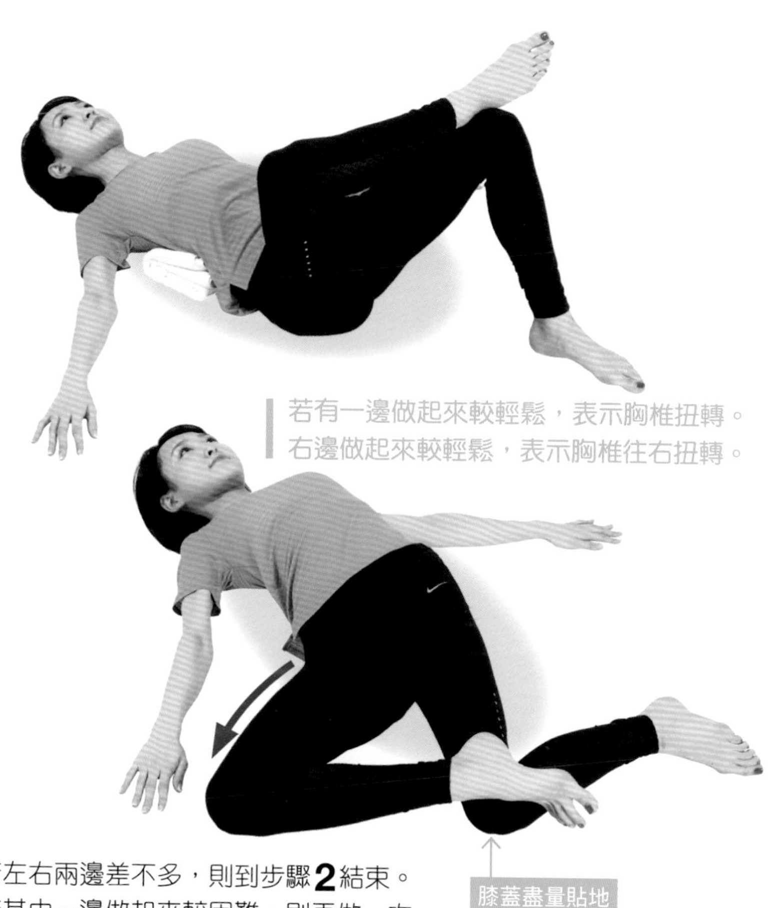

若有一邊做起來較輕鬆，表示胸椎扭轉。
右邊做起來較輕鬆，表示胸椎往右扭轉。

3

若左右兩邊差不多，則到步驟**2**結束。
若其中一邊做起來較困難，則再做一次。
藉此方式來矯正左右扭轉。

Point

- 腿部傾倒時，注意別讓兩肩浮起來。
- 若是出現疼痛或是膝蓋無法貼地的話，則在能力所及範圍內進行，慢慢擴大可動域。

預防／改善腰椎管狹窄症

原因在於骶骨偏移！

一般認為，椎管狹窄症是「由椎骨兩側的椎間孔上下串連所構成的椎管因某種原因變窄，使得通過其中的神經與血管受到壓迫，引發腰痛及下肢麻痺」。由於沒有根本的治療法，常被稱作難治疾病。除了腰部與腿部麻痺及疼痛外，無法持續步行的**間歇性跛行**也是椎管狹窄症的特徵性症狀之一。

脊椎調整術則認為，導致椎管狹窄症的原因也是出在骶骨偏移所引發的腰椎歪斜。不只是椎管狹窄症，只要病名後面接上椎間盤突出及滑脫症的病都一樣。

舉例來說，當骶骨往後方偏移時腰椎也會跟著偏移，假使這時只有骶骨及上方的腰椎5號偏移，腰椎4號維持原樣，則4號及5號的椎管就會偏移。像這樣因腰椎4號及5號之間的椎管偏移而變窄，就稱作「**椎管狹窄症**」。不僅神經受到拉扯造成疼痛，腿部肌肉也會僵化而出現腳抽筋、痠痛無力等症狀。

由於一般認為骶骨不會活動，醫院往往只會注意到椎骨偏移，不過只要看被診斷為椎管狹窄症患者的X光片，就會發現其骶骨都有偏移。**只要將骶骨矯正回正確位置，使腰椎恢復前彎狀態，就能鬆弛被拉扯的神經，不但解決椎管狹窄的問題，也不會再疼痛了。**

腰椎管狹窄症的發生機制

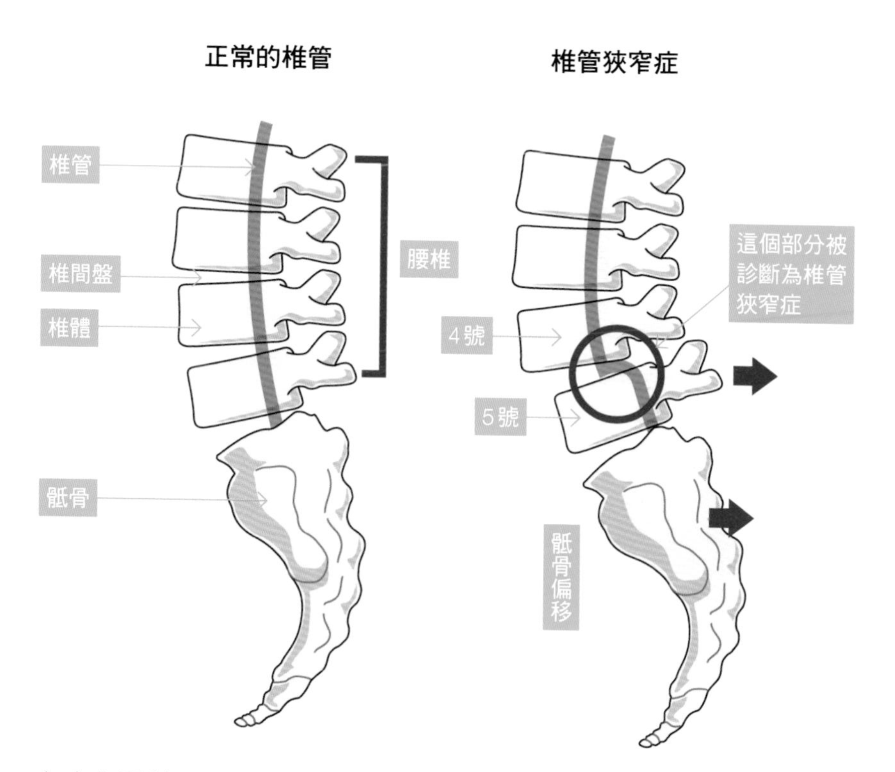

如右上圖所示，當骶骨偏移時，其正上方的腰椎5號也會受到影響產生位移。由於腰椎4號位在通常的位置，因此腰椎4號與5號之間產生偏離，造成通過其中的椎管也跟著偏移變窄，拉扯到神經，引發下肢麻痺與疼痛。「椎管狹窄症」並不是原因，而是腰椎隨著骶骨一起偏移而被診斷為「椎管狹窄症」。**原因出在支撐骶骨及腰椎的肌力衰弱，而非老化現象。**

一般所說的椎管狹窄症的特徵

- 間歇性跛行…稍微走一下就覺得腿部麻痺與疼痛，寸步難行，以前屈姿勢休息一下症狀就會舒緩許多，又能繼續步行。
- 老化現象被認為是原因之一，發病者以50～80幾歲居多。

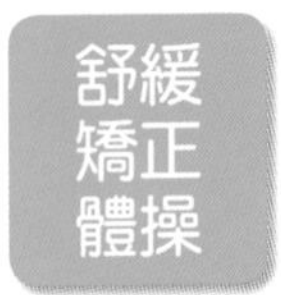

預防／改善腰椎管狹窄症

俯臥腿部傾倒

利用腿部的重量舒緩身體的核心骶骨與腰椎的歪斜，並矯正回到正確的位置。

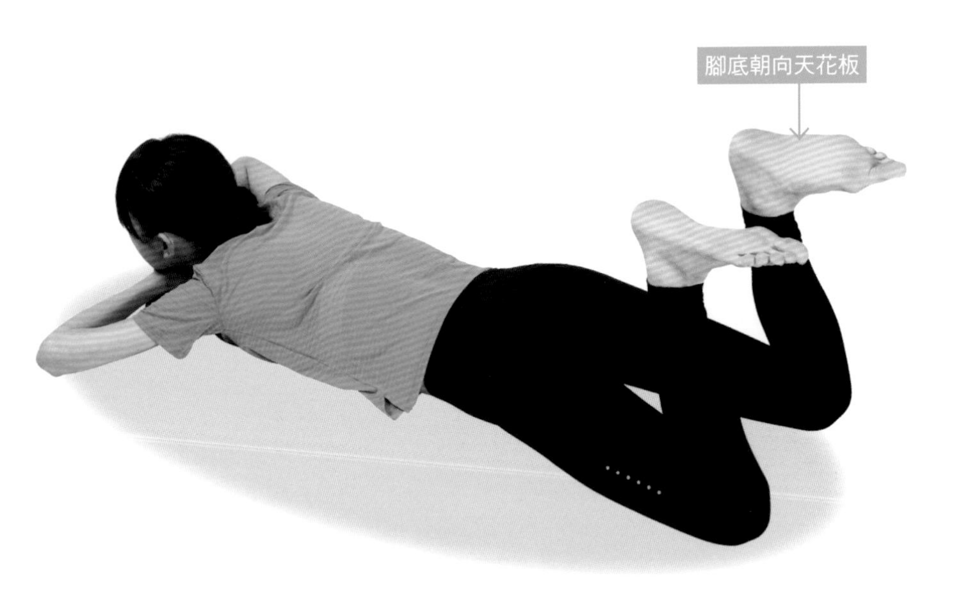

1 俯臥後，雙手在地板上重疊，下巴靠在重疊的手上。兩腳打開大於腰寬，膝蓋彎曲，腳掌朝向天花板。

2

兩腳往同一方向傾倒。首先兩腳傾倒，使兩腳內側貼地。接著往反方向傾倒，使兩腳外側貼地。

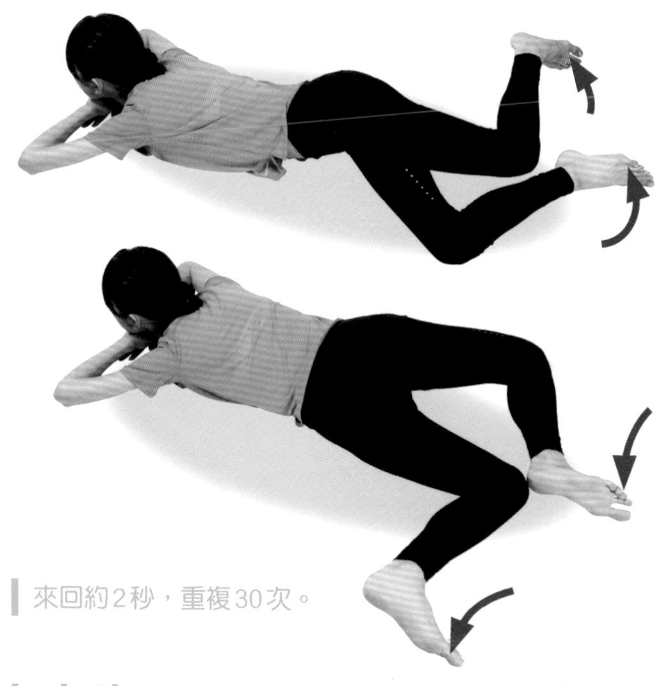

來回約2秒，重複30次。

Variation

習慣後，可雙手打開與肩同寬，立起手肘來進行。

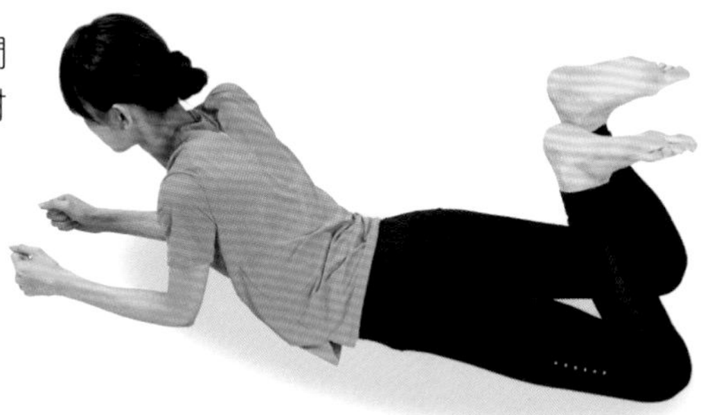

Point

- 兩腳傾倒時面朝正前方，肩膀不要亂動。
- 兩腳傾倒時，請避免利用反作用力來進行。

矯正
體操

預防／改善腰椎管狹窄症

開腳膝蓋傾倒（腰椎）

可鬆弛歪斜的腰椎，並矯正往後偏移的腰椎。
利用毛巾及自身體重來活絡腰椎，矯正腰椎扭轉。

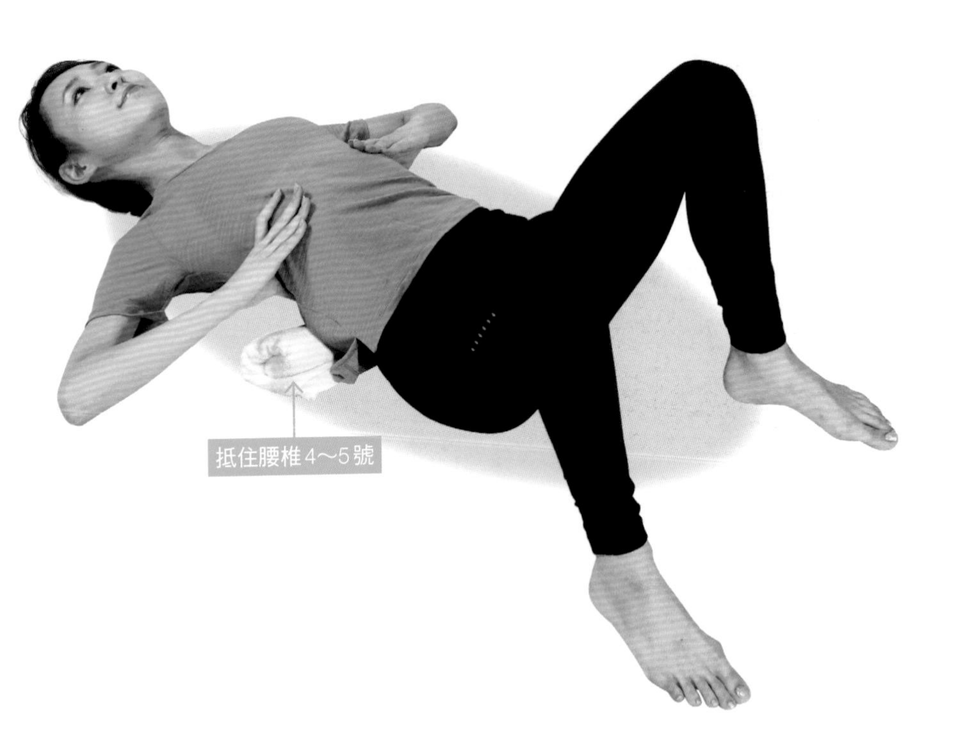

1 仰躺後，將捲起的毛巾從旁塞進骨盆上方一帶（腰椎4～5號），接著雙手扶著胸部兩側，兩膝立起。
若是使用骶骨枕，則將曲線面抵住骨盆上方一帶。
如果背部疼痛的話，可不用塞入毛巾或骶骨枕直接進行。

2 膝蓋傾倒，盡量讓膝蓋內側貼地，維持3秒鐘後再回到原來的姿勢。

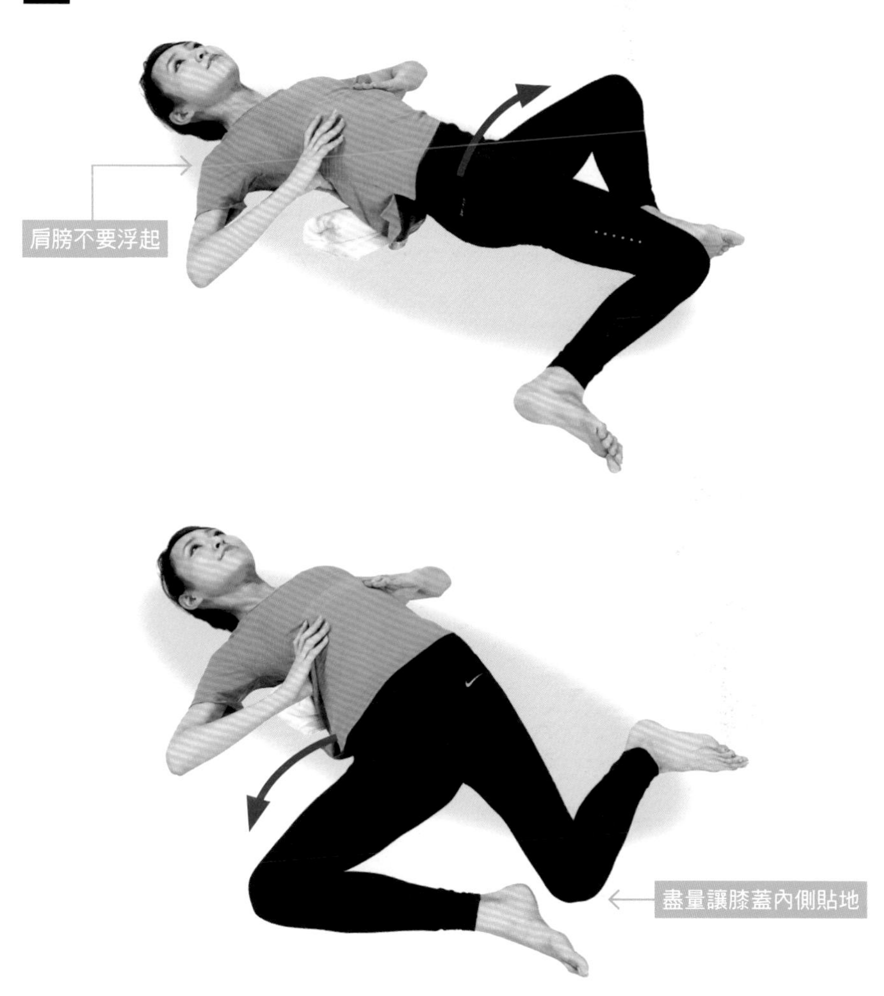

重複30次。

Point

- 膝蓋傾倒時，注意肩膀不要浮起。
- 上半身盡可能維持不動。

預防／改善腰痛、坐骨神經痛

素有國民病之稱的腰痛原因也出在骶骨歪斜

現在日本人每4人當中就有1人為腰痛所苦，其中85%即使做檢查也沒辦法鎖定腰痛原因，被認為原因不明。**脊椎調整術則認為，引起腰痛的根本原因在於骶骨歪斜。一旦骶骨歪斜，其上方的腰椎也會跟著歪斜，導致腰神經叢及韌帶被拉扯而造成疼痛。**

只要矯正骶骨歪斜，持續進行臀大肌的肌力訓練，就能解決原因不明的惱人腰痛。實際上就有不少人得到改善。

坐骨神經痛是從腰椎4、5號及骶骨1~3號發出的坐骨神經受到拉扯，引發疼痛及麻痺，其原因也出在骶骨歪斜。

坐骨神經痛如同其名，會沿著坐骨神經走向出現疼痛，不過究竟疼痛是出自大腿根一帶還是大腿一帶，得視從哪個椎體發出的坐骨神經產生緊張而有不同。

若是右臀部及右大腿感覺疼痛的話，就表示骶骨往左偏，其上方的腰推4號及5號也跟著往左偏移，導致右側坐骨神經受到拉扯引發傳導異常。

經影像診斷診斷為坐骨神經受到壓迫，吃藥也不能消除疼痛時，通常醫院會建議做手術。即便是上述情況，**脊椎調整術認為，若原因出在骶骨歪斜的話，即使是需要動手術的疼痛，也能透過矯正骶骨歪斜而獲得改善。**

椎間盤突出是指在椎骨與椎骨之間扮演緩衝角色的椎間盤受到擠壓，使得內部的髓核跑出外面的狀態。

現代醫學認為，椎間盤突出是由於骨頭變形導致神經受到壓迫而產生疼痛與麻痺（神經壓迫說），若疼痛劇烈的話，則要動手術切除突出部分，不過也有不少人即使動了手術也不能消除疼痛。

脊椎調整術認為，椎間盤突出是椎骨往左或往右扭轉偏移，導致椎間盤單方向受到壓迫而造成突出。

只要將歪斜的骨頭矯正回正確的位置上，突出部分就能恢復原狀。話說回來，只要不是嚴重影響脊髓神經的突出就不會構成原因。假使椎間盤突出的原因在此，那麼切除突出部分後應該就不會再疼痛。

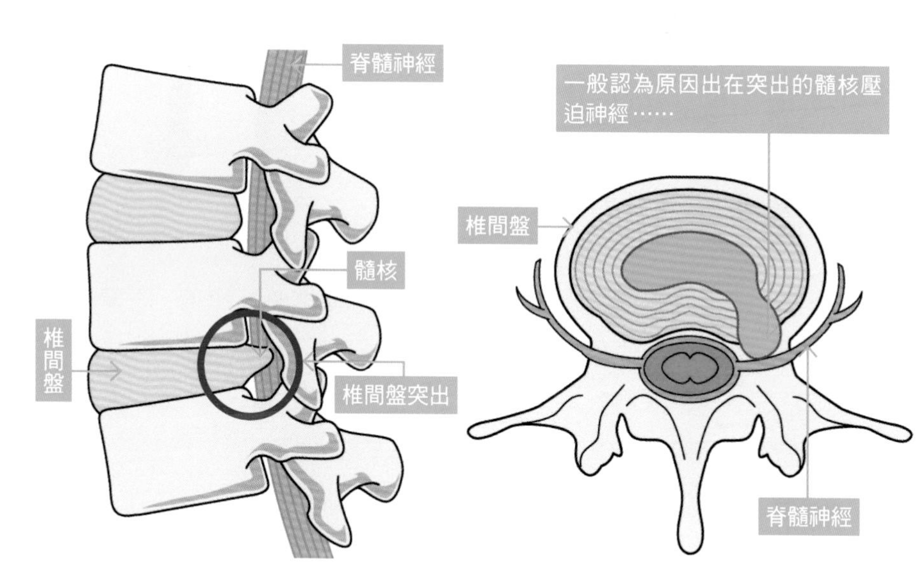

椎間盤突出的原因

舒緩
矯正
體操

預防／改善腰痛、坐骨神經痛

椅子腰椎搖籃

藉由坐在椅子上彎曲、伸展背部，可放鬆並矯正往後偏移（後方位移）的腰椎。非常推薦躺著做運動有困難者嘗試。

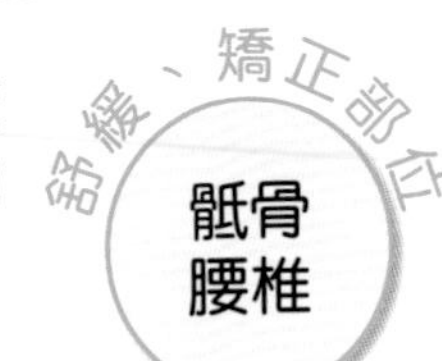

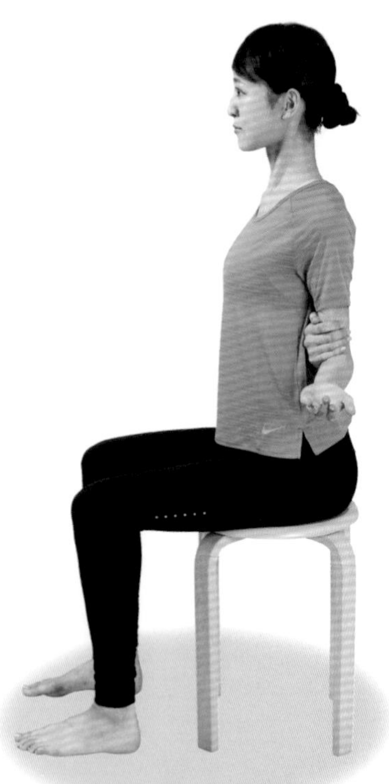

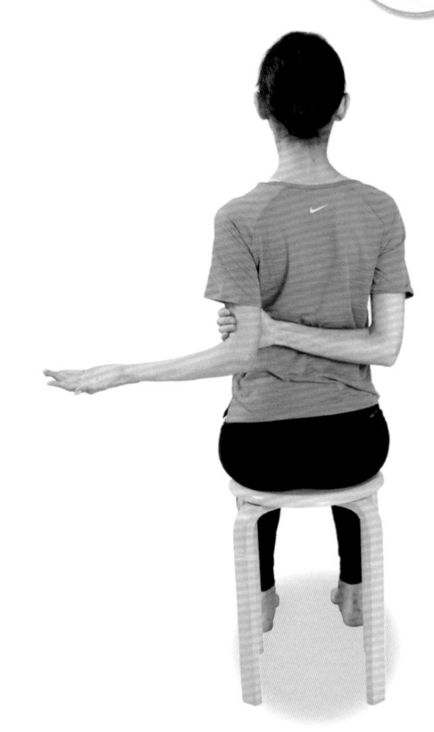

1 淺坐在椅子上，背部打直，手肘彎曲呈90度，手臂伸往旁邊，手心向上，另一隻手則繞到腰部後方抓住手肘彎曲的手。

Point

- 彎腰或伸直上半身時要緩慢進行，不要利用反作用力。
- 在不會疼痛的範圍內，盡可能大幅活動上半身。

2 一邊吐氣一邊慢慢彎腰，使上半身彎曲。

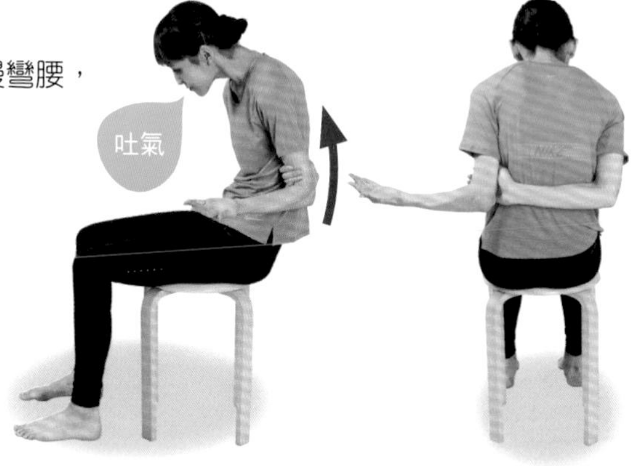

吸氣

3 吐完氣後，接著一邊慢慢吸氣，一邊以繞在腰後的手臂推擠腰部，伸展上半身。

步驟2與步驟3
重複30次後，再換手同樣進行。

Variation

若是抓不到手的話，
可用毛巾套在手臂上輔助進行。

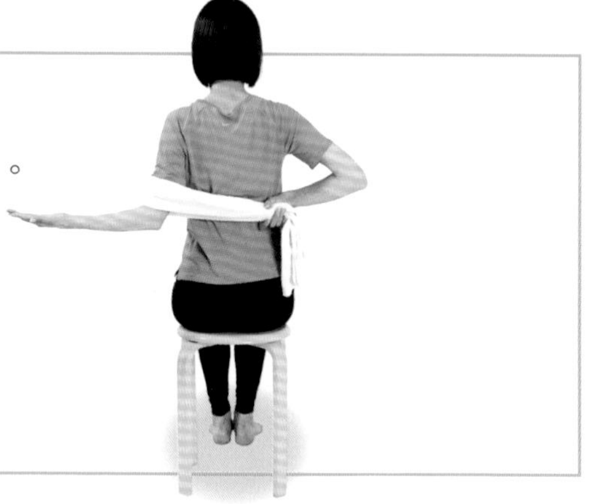

矯正
體操

預防／改善腰痛、坐骨神經痛

蛙腿操

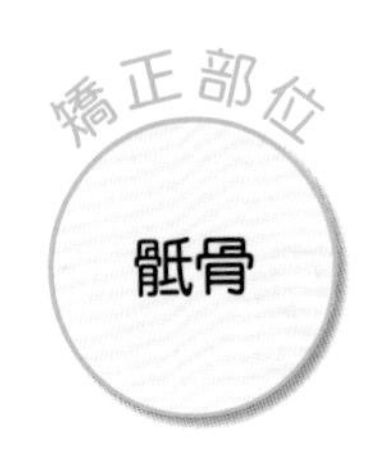

利用毛巾與自身體重來活絡薦髂關節，矯正往後偏移的骶骨。

1 仰躺後，將捲起的毛巾縱向抵住臀部中央及骶骨。
雙手則向身體兩側張開，兩膝立起後向外打開（青蛙腿），雙腳腳掌合一。若使用骶骨枕，則將骶骨面縱向抵住臀部中央及骶骨（→p73）。

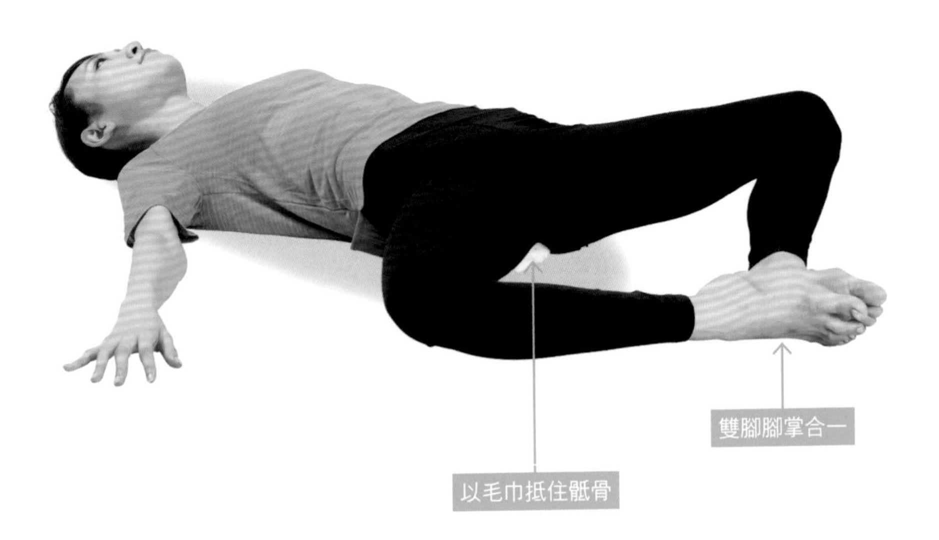

2 一邊擠壓骶骨，一邊左右搖動腰部。可以的話使膝蓋外側傾倒貼地。

重複30次。

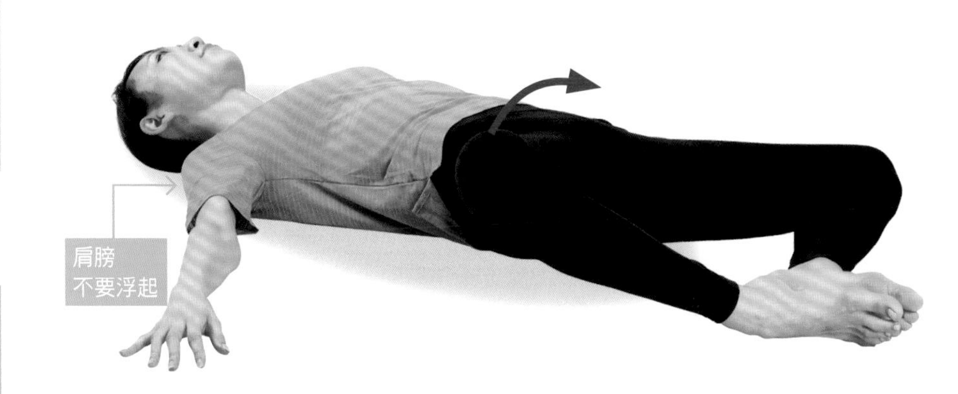

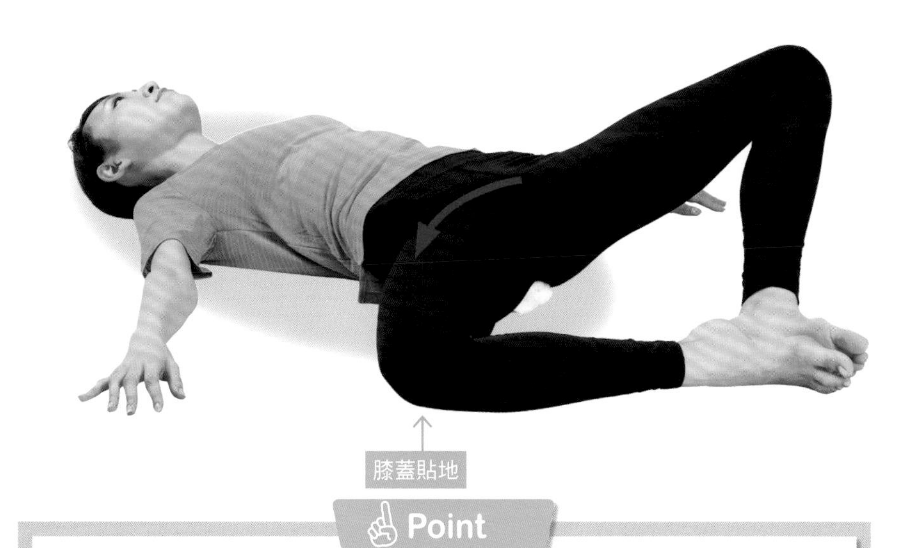

Point

- 雙腳盡量張開，搖動腰部時雙腳腳掌不要分開。
- 從膝蓋貼地回到原來的姿勢時，記得上半身保持不動，不要利用反作用力。

矯正體操

預防／改善腰部坐骨神經痛

仰躺蛙式

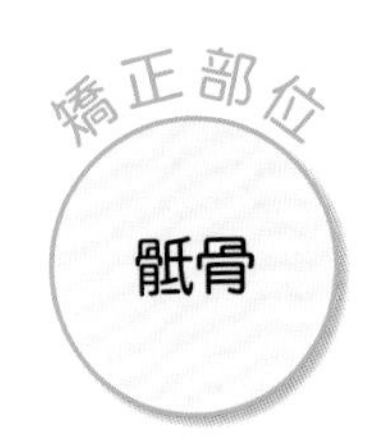

利用毛巾及自身體重來活絡薦髂關節，矯正往後偏移的骶骨。

1 仰躺後，將捲起的毛巾縱向抵住臀部中央及骶骨。
雙手則向身體兩側張開，兩膝彎曲並抬高。
若使用骶骨枕，則將骶骨面縱向抵住臀部中央及骶骨（→p73）。

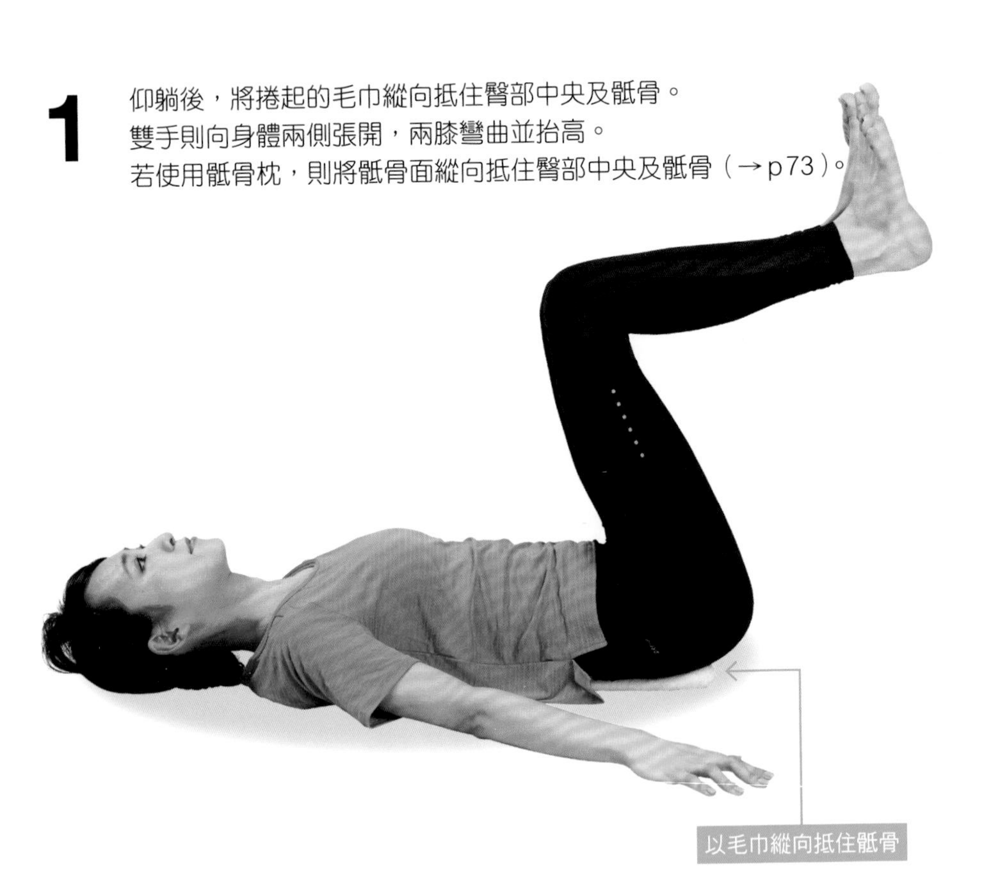

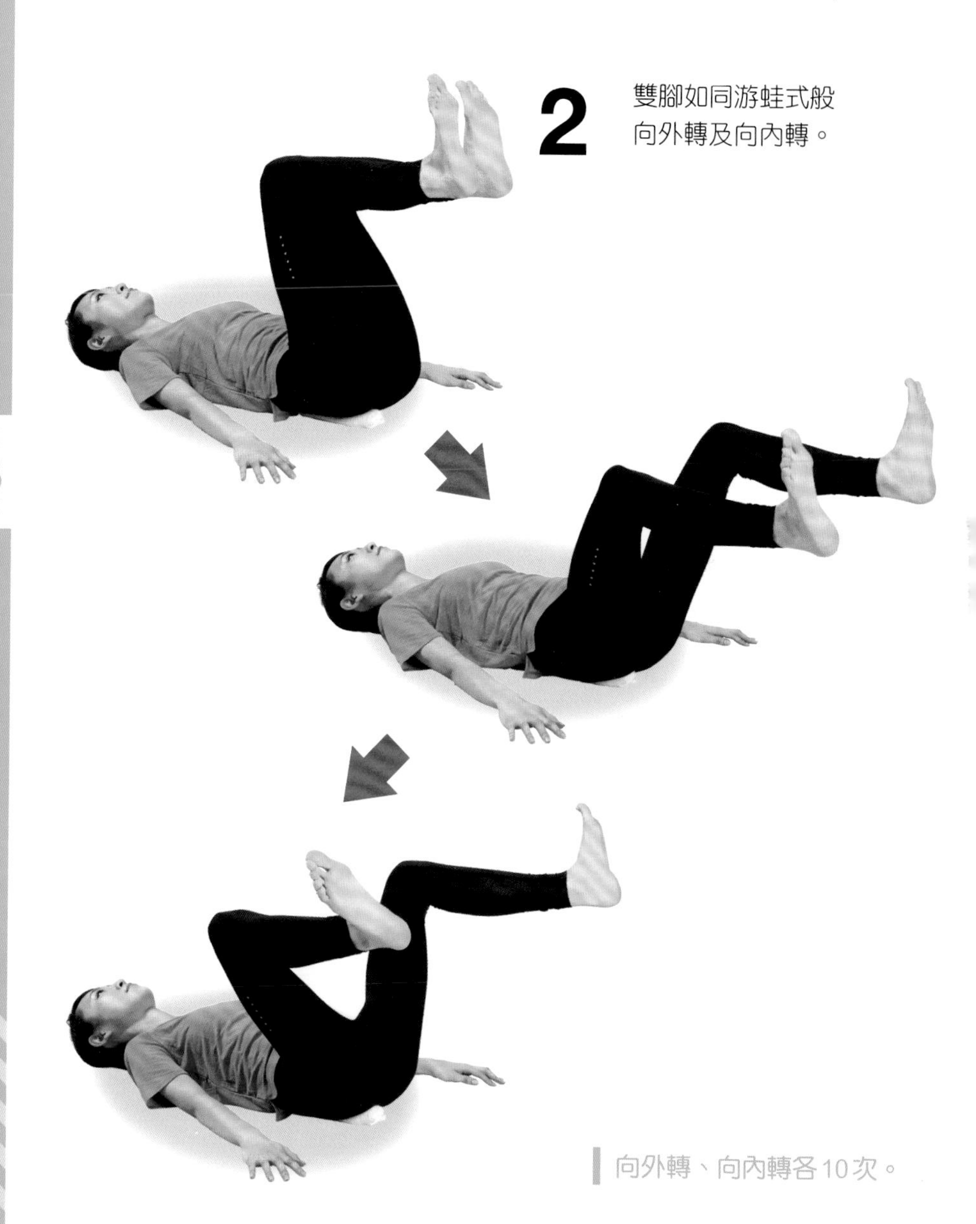

向外轉、向內轉各10次。

Point

- 轉動雙腳時以毛巾抵住骶骨，注意腰部不要浮起。
- 如有疼痛或雙腳無法順利轉動，不要勉強，慢慢擴大可動域即可。

預防／改善髖關節痛

消除疼痛，改善O型腿與X型腿

若骨骼位在正確的位置上，直立時①大腿、②膝蓋、③小腿及④腳踝的4個接觸點就會呈一直線，不過很多人只有1點或2點呈一直線，變成O型腿或X型腿。若骶骨向後偏移，與骶骨相連接的髂骨及股骨就會往內側旋轉（內旋），形成X型腿，往外側旋轉就會形成O型腿。這兩種情況在步行時由於股骨會強碰髂骨，導致關節無法順暢活動，腳抬不起來而容易跌倒。**有患者開始進行脊椎調整術後不但能加大步伐，也更容易步行，這是因為矯正骶骨後，就能讓髂骨及股骨回到正確的位置。**

附著在髖關節的24塊肌肉當中，最重要的就是臀大肌。其次是臀中肌及臀小肌，臀小肌能穩定髖關節。另外，梨狀肌、雙子肌、股方肌、內外閉鎖肌等所謂的深層肌也與穩定髖關節有關，作用最大的則是臀大肌。**由於做內旋、外旋的動作時臀大肌的作用最大，因此非常建議各位積極鍛鍊臀大肌。能鍛鍊臀大肌的後踢動作對髖關節痛尤其有效。**

另外，也有些人骶骨及髂骨雖都位在正確位置上，臀大肌卻虛弱到無力，使股骨外旋而罹患髖關節痛。這種人不但股骨內旋，髂骨也卡住了。這麼一來，**股骨與髂骨接合的球關節一部分就會摩擦、變形。受到變形骨頭拉扯的神經就會出現傳導異常，導致滑液分泌不足，引起發炎。髖關節疼痛的原因並非在於球關節變形。之所以會產生疼痛，是因為球關節無法分泌足夠的滑液，引起摩擦而發炎所致。**

一旦症狀惡化，通常醫院會建議患者動手術更換人工關節（人工髖關節置換術），但也有人裝上人工髖關節後髂骨一帶還是會疼痛。

即使是這種情況，只要矯正骶骨，使髖關節歸位，並提昇臀大肌肌力，使關節分泌足夠的滑液，就能減輕疼痛，順利步行。

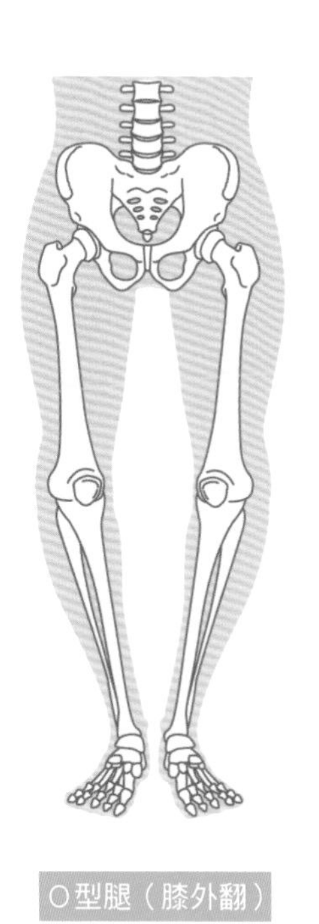

O型腿（膝外翻）

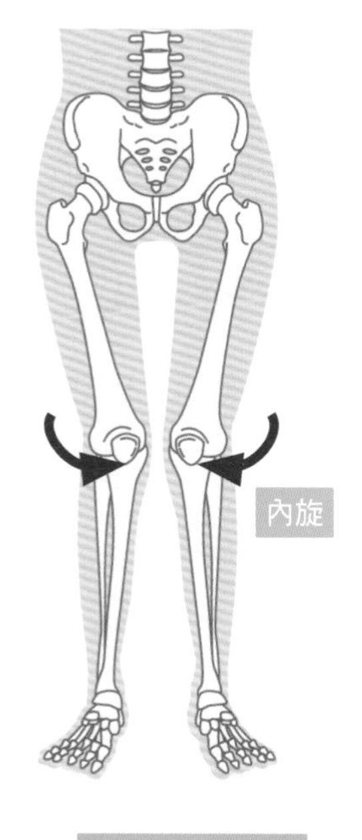

X型腿（膝內翻）

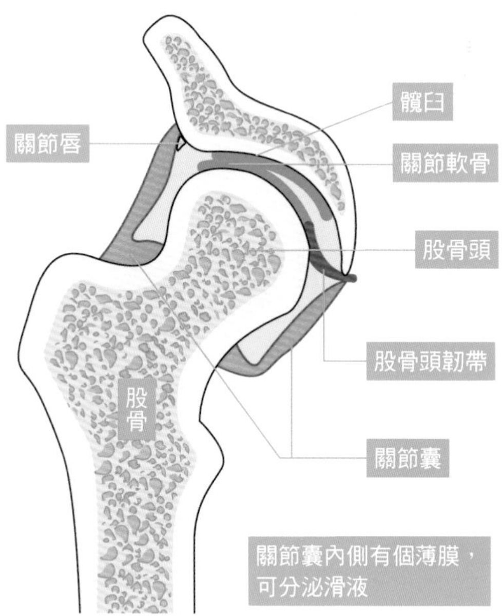

髖關節的構造

舒緩
體操

預防／改善髖關節痛

舒緩髖關節
單腳抱膝

以手輔助用膝蓋畫圓的動作，能鬆弛舒緩僵化的髖關節與神經。
對於使屈曲動作順暢尤其有效。

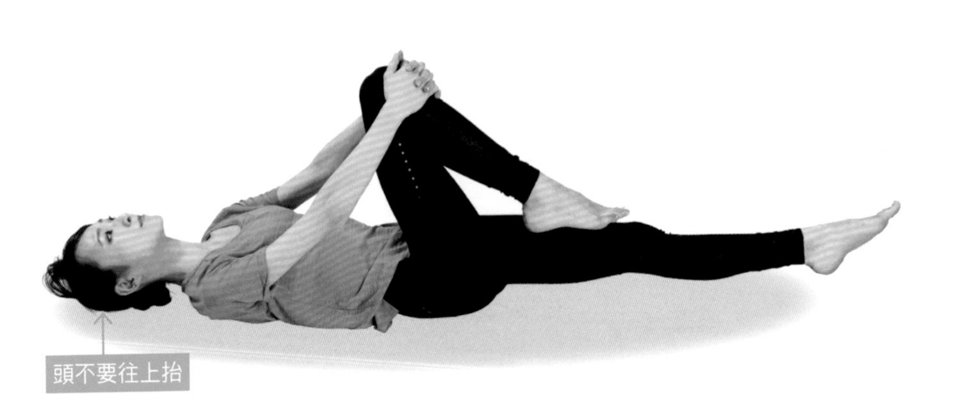

1 仰躺後，雙手伸直抱住其中一腳的膝蓋。

2

抱住膝蓋拉往胸前，然後恢復原來的姿勢。

重複30次。

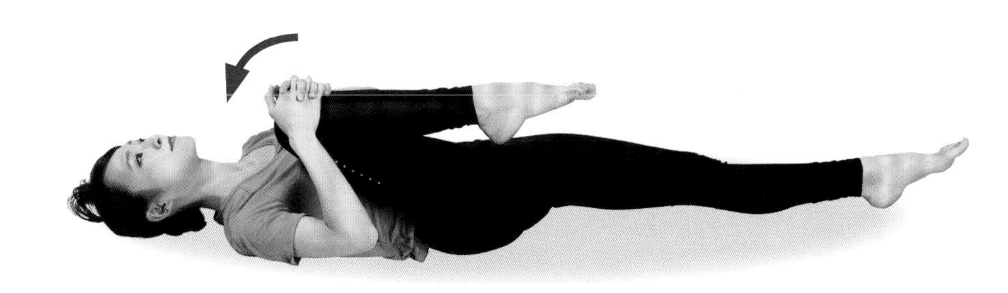

3

接著抱膝旋轉膝蓋，使膝蓋畫圓。
做向內轉及向外轉的動作。

各15次，共計30次，
換腳同樣進行。

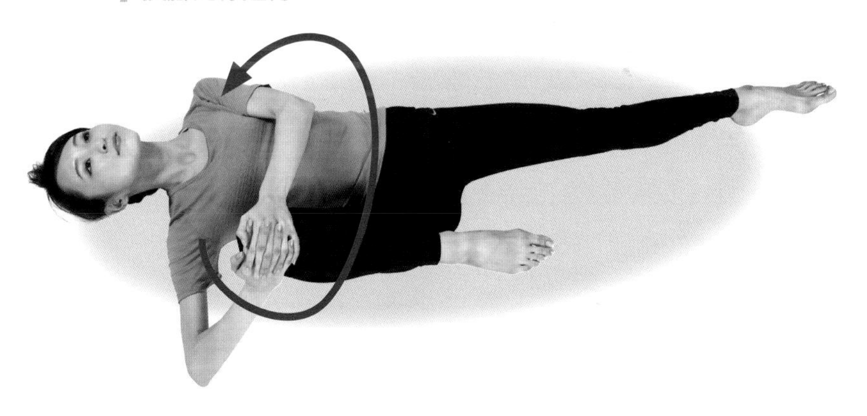

Point

- 旋轉膝蓋時，盡可能畫出大圓。
- 如有疼痛或以膝蓋畫圓有困難時，則在能力所及的範圍進行，慢慢擴大可動域。

舒緩體操

預防／改善髖關節痛

舒緩髖關節外旋／屈伸膝蓋

舒緩部位

髖關節

利用毛巾輔助膝蓋屈伸，能有效率地放鬆髖關節。
對髖關節的外轉、外旋特別有效。

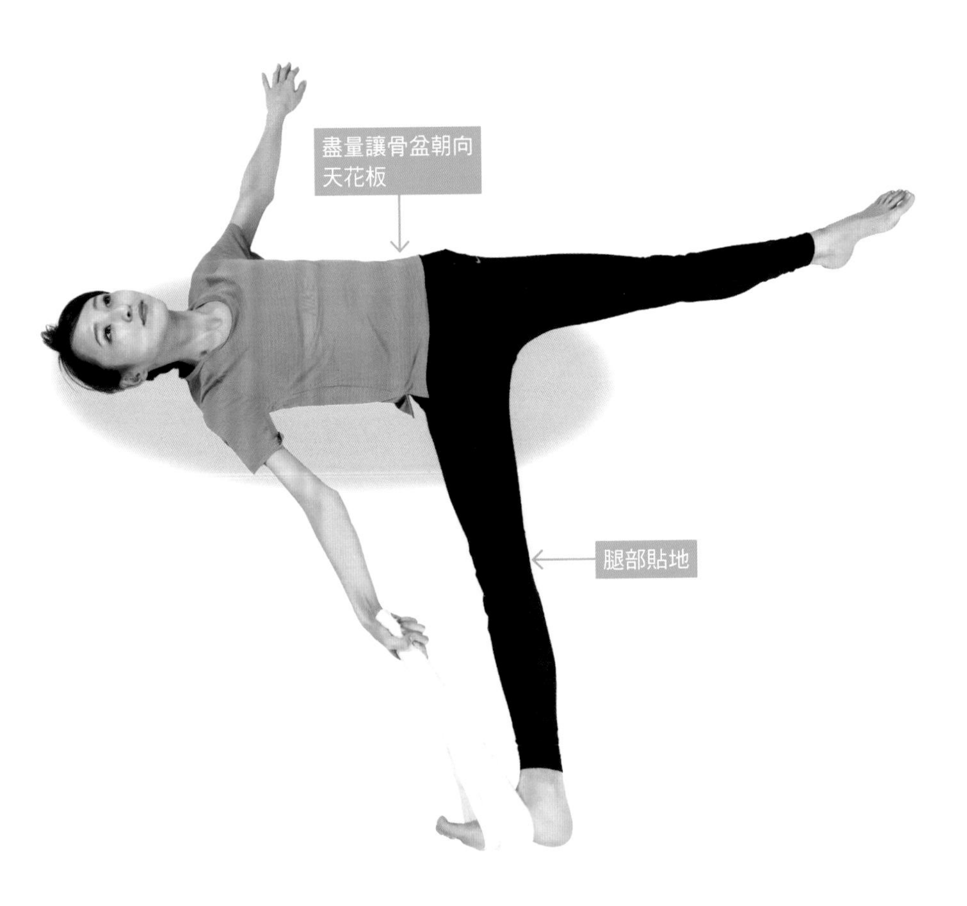

1 將毛巾套在其中一腳腳掌上並仰躺，
用與套上毛巾的腳同邊的手抓住毛巾，使腿部往旁邊張開。
可調節毛巾長度，使腿部在放鬆狀態下張開。

2 盡量讓套上毛巾的腳遠離身體向外張開（外旋），接著如同將膝蓋從腳後跟向外推出般進行膝蓋屈伸。

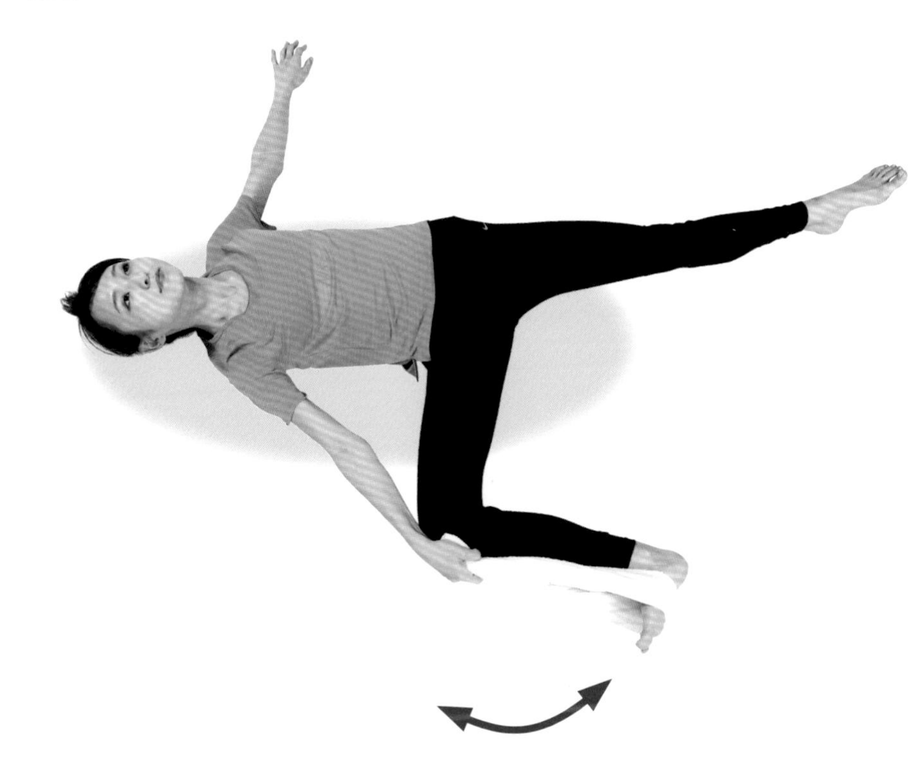

重複30次，換腳同樣進行。

Point

- 可調整手持毛巾的長度，盡量讓腳向外張開。
- 進行膝蓋屈伸時，注意上半身及另一隻腳維持不動。

矯正
體操

預防／改善髖關節痛

弓箭步扭轉

用手輔助股骨外旋，藉由自身體重來矯正髖關節內旋及外側的歪斜。

1 單腳膝蓋立起，後方的腳膝蓋及地，腳尖向內彎。
以與向前立起膝蓋同邊的手扶住膝蓋，另一手則壓住後方腿部的大轉子（位於髖關節側邊，股骨外側的突出部分）稍微往下處。

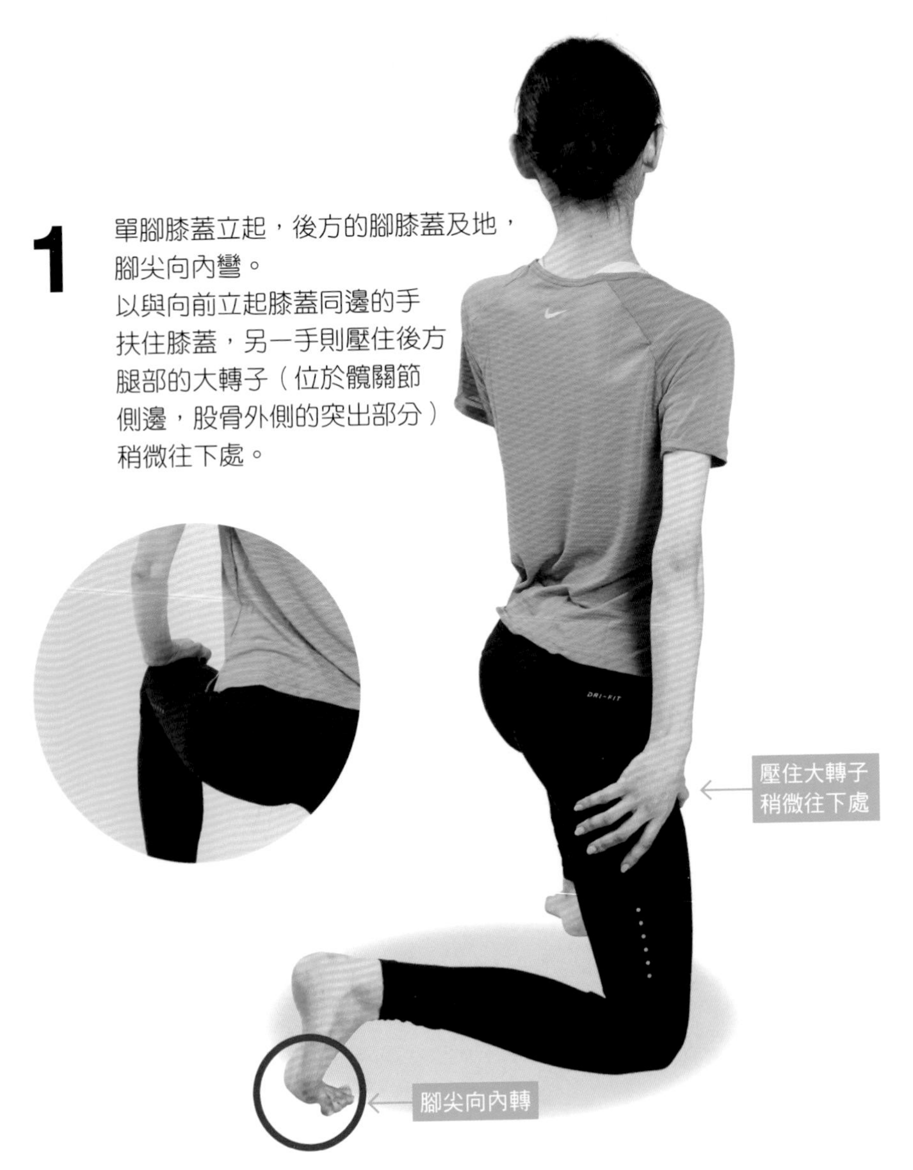

2 後方腿部的腳跟往內側傾倒，使腳跟貼地，
同時髖關節往外旋方向扭轉，並往前施壓體重。
進行將髖關節「歸位」到正確位置的動作。

重複10次後，換邊同樣進行。

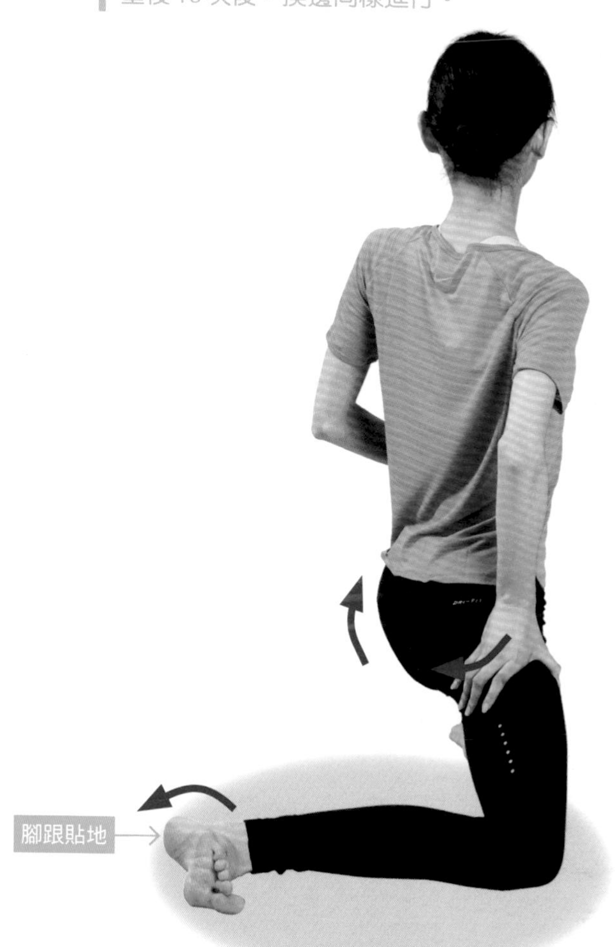

Point

- 後方腿部傾倒時，盡量讓腳跟貼地。若無法貼地也不要勉強，在能力所及範圍內進行即可。
- 意識到髖關節，同時活動腰部。

預防／改善膝蓋痛

原因在於膝關節滑液分泌不足

膝蓋痛與髖關節痛一樣，疼痛原因並非在於骨頭變形，而是摩擦部分發炎所致。

膝蓋的神經是從腰部發出來。當骶骨1～3號及腰椎4、5號往後偏移，坐骨神經就會受到拉扯造成傳導異常，作為通道的膝關節自然分泌不出滑液來（**獨自理論**）。

膝蓋有許多分泌滑液的囊袋（滑囊）。一旦關節的潤滑油，也就是滑液分泌不足，骨頭與骨頭之間就會摩擦，情況惡化就會發炎，讓人痛到寸步難行。透過MRI等影像進行診斷，就會發現半月板明顯變形磨損，被診斷為疼痛的原因。可是，其實問題出在滑液分泌不足。

從跪坐起身時膝蓋會痛的人，正是處於滑囊無法順利運作，不能發揮潤滑油功能的狀態。脊椎調整術能舒緩並矯正腰椎與骶骨，提昇肌力，膝蓋就能分泌充分的滑液，膝蓋痛自然就治好了。

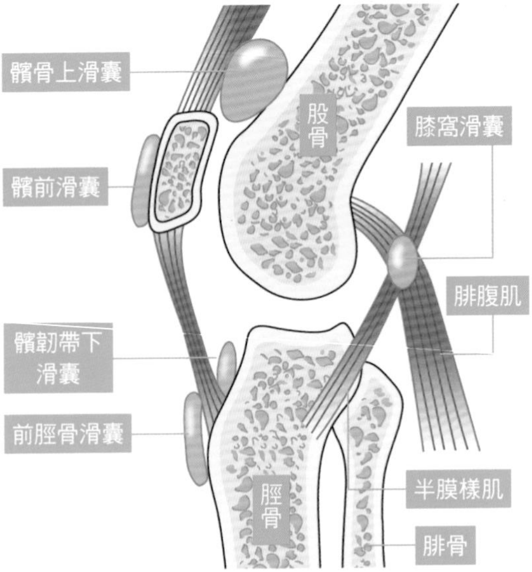

髕骨上滑囊
股骨
膝窩滑囊
髕前滑囊
腓腹肌
髕韌帶下滑囊
前脛骨滑囊
脛骨
半膜樣肌
腓骨

膝關節的滑囊

舒緩體操

預防／改善膝蓋痛

膝蓋幫浦運動

舒緩部位
膝蓋

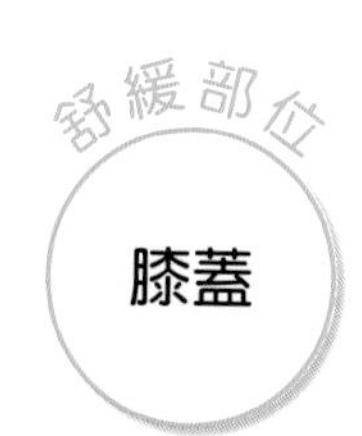

藉由下壓膝蓋下方所墊的厚毛巾（或是靠枕）來施加輕度負荷，以活絡膝蓋關節，放鬆僵化的關節。

1 坐在地板上，伸直其中一隻腳，並在膝蓋下方塞入厚毛巾（或靠枕），接著將手腕立起。雙手放在腰部後方，挺起胸膛，端正姿勢。

2 大腿前側施力，並伸直膝蓋，以膝蓋內側下壓毛巾（或靠枕），然後放鬆，「緊繃」與「放鬆」交替進行。

挺起胸膛，
背部打直
腳踝彎曲
塞入毛巾
不要將體重
施加在雙手上

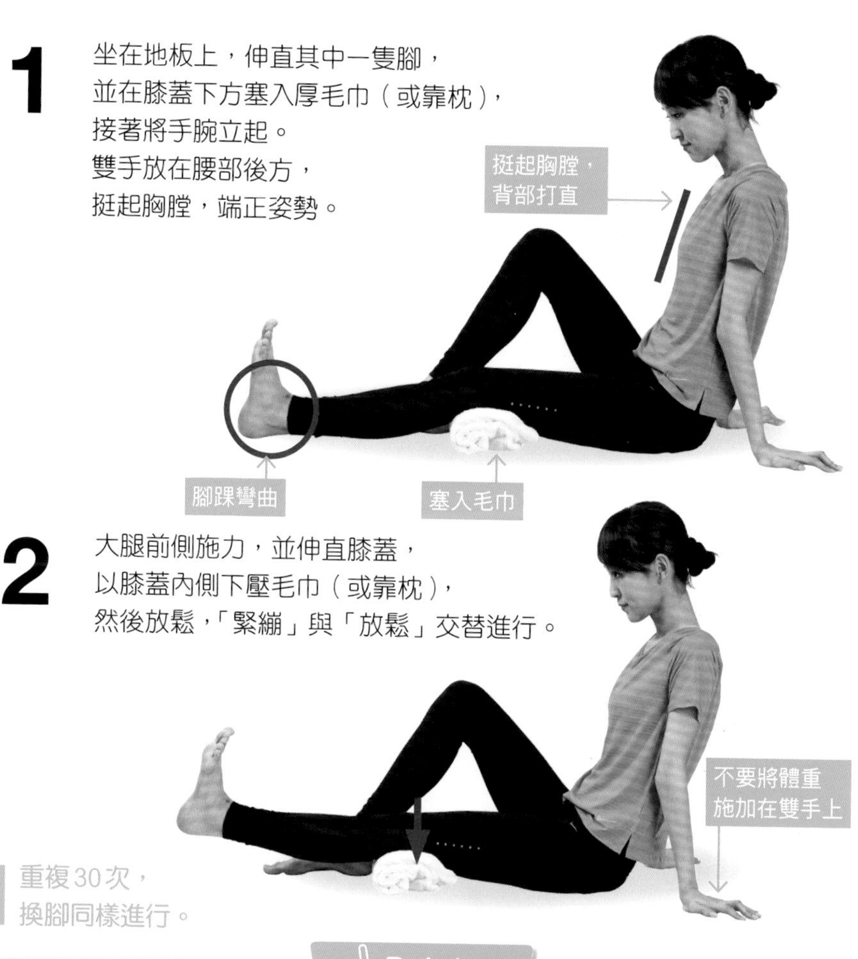

重複30次，
換腳同樣進行。

Point

- 以膝蓋下壓毛巾時，不要將體重施加在雙手上。

舒緩
體操

預防／改善膝蓋痛

膝蓋毛巾運動

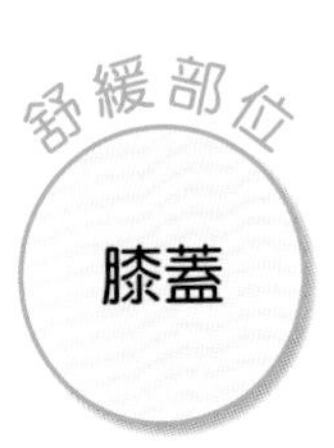

以毛巾輔助，利用槓桿原理就能有效活絡膝蓋，鬆弛膝蓋關節並擴大可動域。

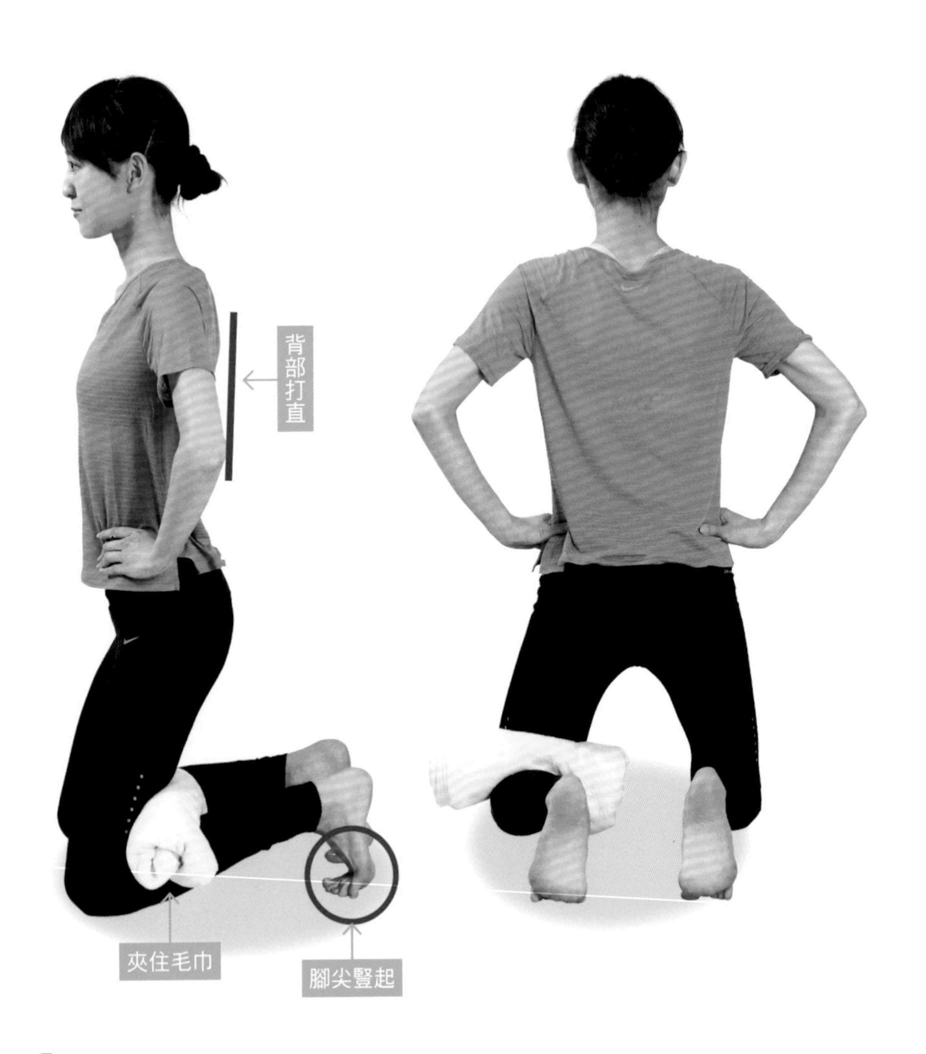

1 雙膝跪地，用其中一腳的膝蓋內側夾住毛巾。

2

上下活動腰部，使膝蓋後方夾住毛巾。

重複30次後，換邊同樣進行。

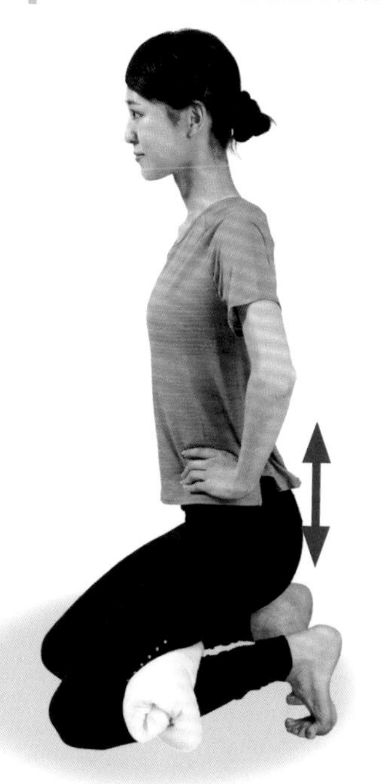

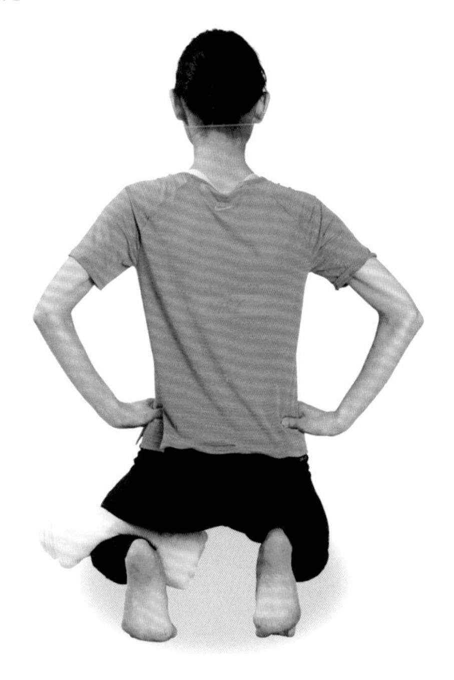

Variation

如果從坐下姿勢變換成挺腰立起的姿勢有困難或不順的話，可以將手扶在椅子上進行動作。

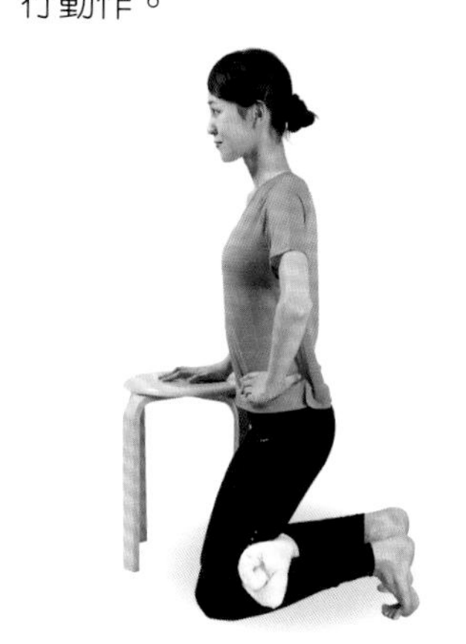

Point

- 挺起腰時，記得不要利用反作用力。
- 使用椅子輔助的話，盡量靠腿部力量立起來，不要將體重施加在扶椅子的手上。

矯正
體操

預防／改善膝蓋痛

膝蓋扭轉運動

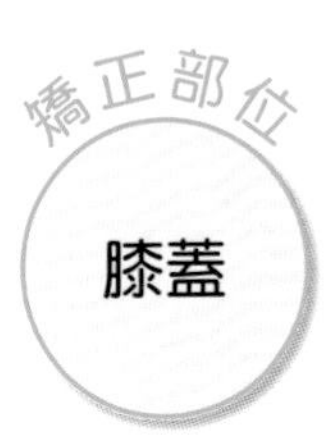

藉由扭轉腳尖來活絡膝關節，可矯正膝關節歪斜，尤其是往外張開的脛骨。

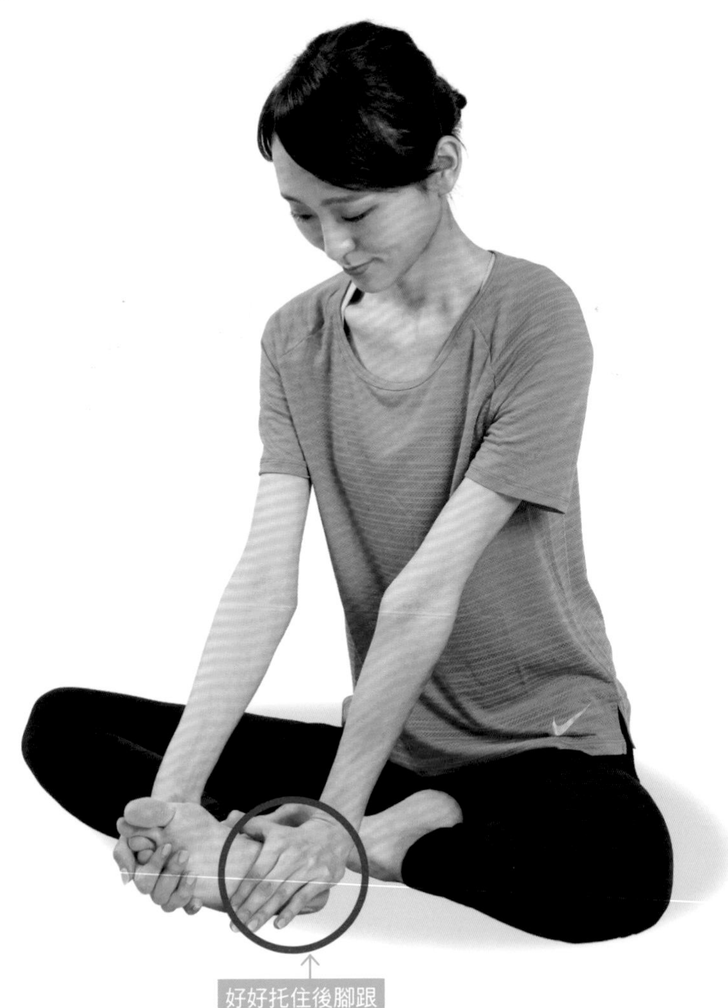

1 兩膝張開盤腿坐下，用手壓住其中一腳的後腳跟，另一手則抓住小趾側。

2 以抓住小趾側的手抬起腳尖，使膝蓋以下往內扭轉。
並以後腳跟為軸，抬起腳尖使之朝向天花板，再回到原來的姿勢。

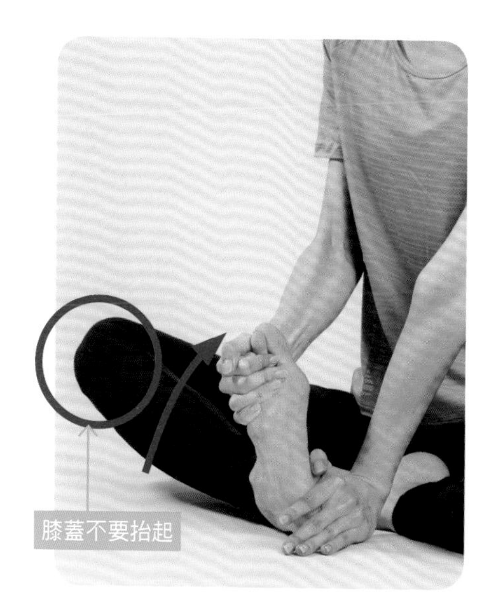

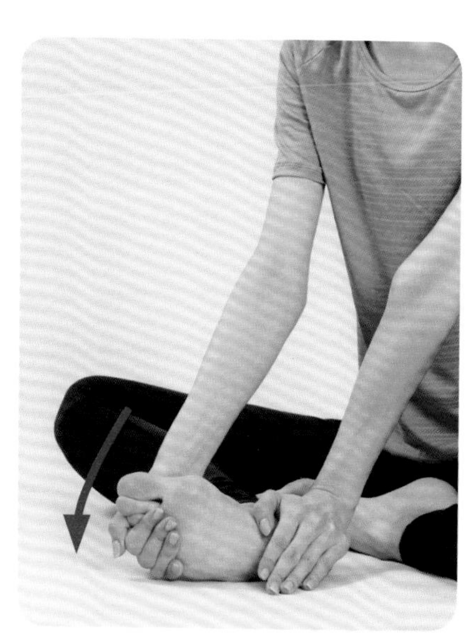

上下運動做30次後，換腳同樣進行。

Point

- 扭轉膝蓋以下腿部時，注意盡量避免膝蓋抬起。
- 如有疼痛時不要勉強，使腳尖在能力所及範圍內上下擺動，慢慢擴大可動域。

預防／改善腕隧道症候群、扳機指

手指出現症狀的原因，在於頸椎後方位移所造成的肩關節內旋

一般來說，腕隧道症候群會出現手指疼痛及麻痺的症狀，嚴重時小指及無名指靠小指側以外的手指會出現麻痺僵硬、晚上痛到驚醒、無法抓住細小物品等症狀。因為將手指肌腱及神經束在一塊的腕隧道變窄，壓迫從中通過的正中神經，導致食指及中指出現麻痺與疼痛。

隨著症狀惡化，需要動手術的案例也增多，不過另一方面，也有不少人手術後症狀也未獲得改善。不過**脊椎調整術認為，腕隧道症候群的原因在於骶骨後方位移造成圓肩，導致手臂及手指神經受到牽引。由於引起手指傳達異常的原因在於頸椎偏移以及位於手指到頸椎中間的肩關節內旋，造成神經受到牽連被拉扯而引起傳導異常，導致手指關節分泌不出滑液，因此只要治好頸椎歪斜與肩膀歪斜，使滑液分泌正常，就能改善症狀。**

另外，不算手指症狀、常見於經常使用手指者的腱鞘炎，也是以工作或運動等被視為導致腱鞘炎的動作為「契機」所致，與腕隧道症候群一樣，大多情況的原因出在駝背產生代償性動作，造成肩膀內旋，引發神經傳導異常。滑液分泌不足卻過度活動指關節，關節才會出現疼痛。

扳機指是指使手指彎曲的肌腱（屈曲肌腱）發炎，想伸直彎曲的手指卻如同彈簧般馬上彎回來的症狀。一旦症狀惡化，手指就會維持彎曲狀態，無法伸直，或是只能伸直而無法彎曲。這種症狀會出現在雙手的任一手指上。

視醫院而異，有的醫院會動手術切開腱鞘。不過這些症狀幾乎都只要矯正頸椎，使肩膀關節回到正確位置上，恢復神經的柔軟性，就不需要動手術。

何謂腕隧道？

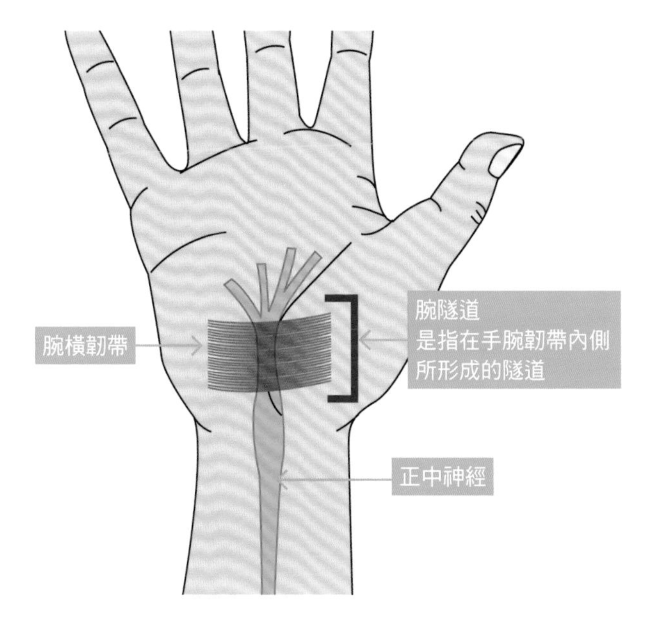

腕隧道症候群的症狀出現範圍

正中神經的掌控範圍

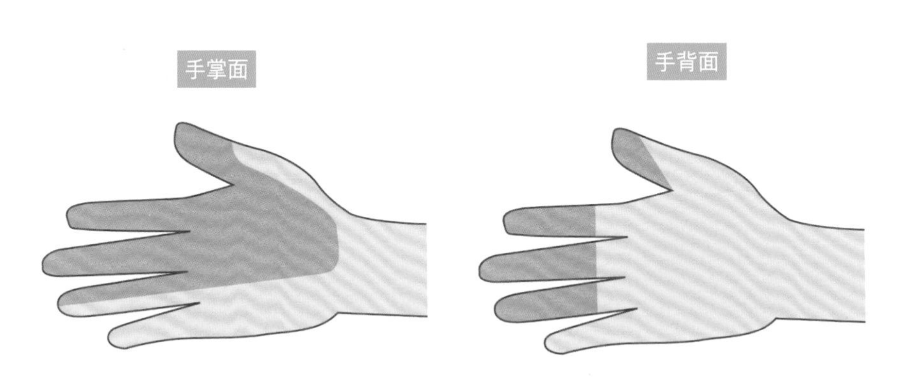

舒緩體操

預防／改善腕隧道症候群、扳機指

扭轉肩膀

將手向前方及左右兩側伸展，藉由肩膀內外扭轉來活絡整個肩關節，鬆弛僵化的關節與神經。

扭轉肩膀（向前）

1 趴在地上，雙腳腳尖豎起，其中一手的手肘向前伸直，另一手的手肘則彎曲立起。

2 維持手肘伸直的姿勢從肩膀扭轉手臂，使手臂內外扭轉。

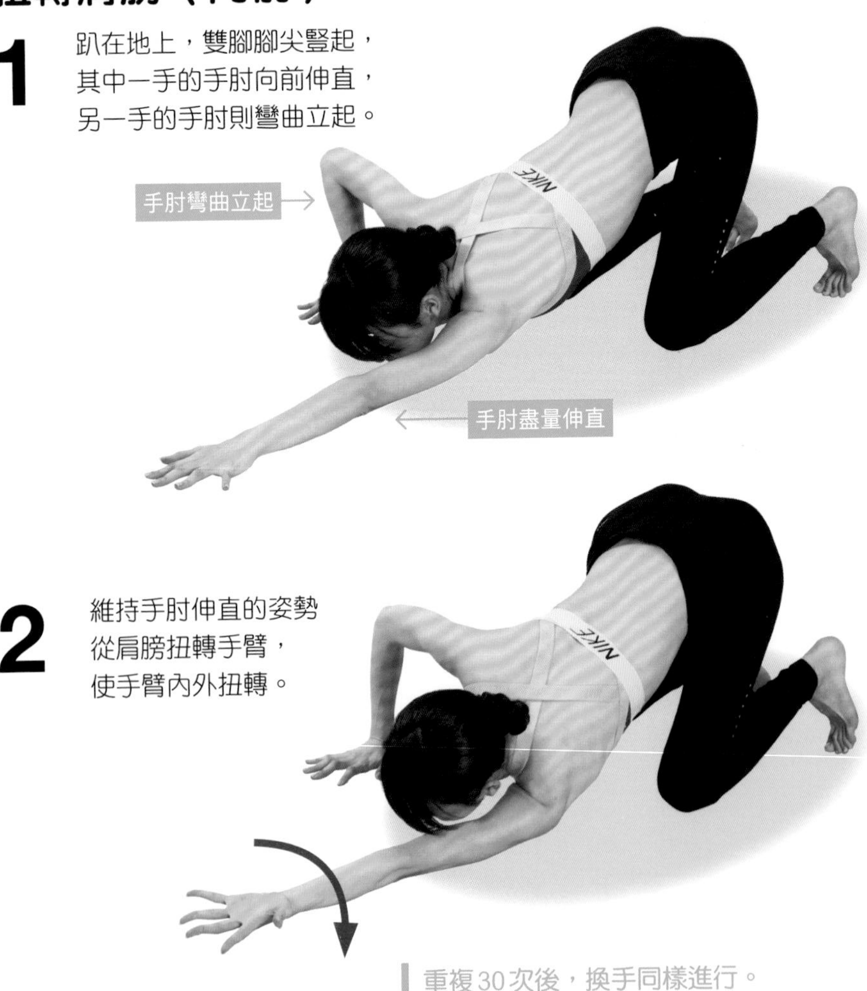

重複30次後，換手同樣進行。

扭轉肩膀（橫向）

1 與扭轉肩膀（向前）一樣趴在地上，其中一手的手肘橫向伸直，另一手的手肘則彎曲立起。

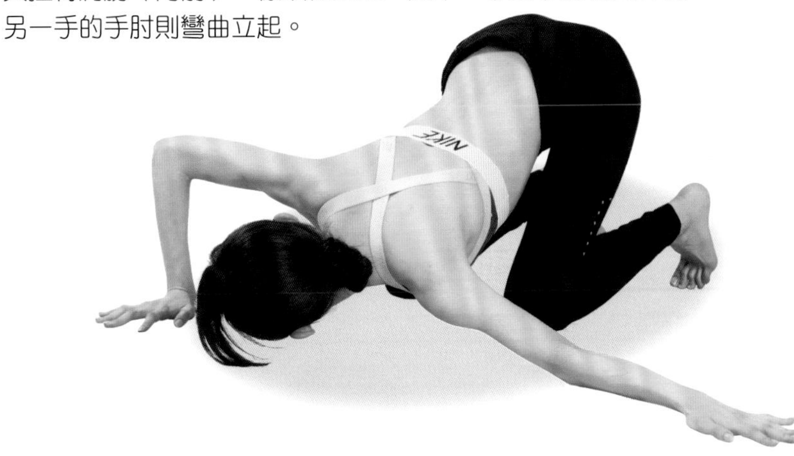

2 與扭轉肩膀（向前）一樣，維持手肘伸直的姿勢從肩膀扭轉手臂，使手臂內外扭轉。

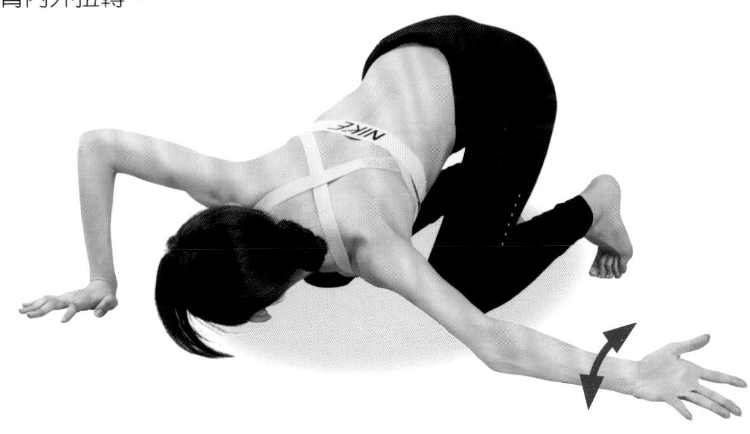

重複30次後，換手同樣進行。

Point

- 盡可能連手掌也一起扭轉，若有困難，則在能力所及的範圍內進行即可。

舒緩體操

預防／改善腕隧道症候群、扳機指

手肘交叉／轉動／傾倒／手指反折

藉由雙手交叉、轉動及傾倒，
能有效率地舒緩肩膀到手指整個手臂。
抓住一根根手指對舒緩手指關節與神經
也很有效果。

舒緩部位
肩膀、手肘、
手腕、手指

掌心朝向天花板
手肘彎曲

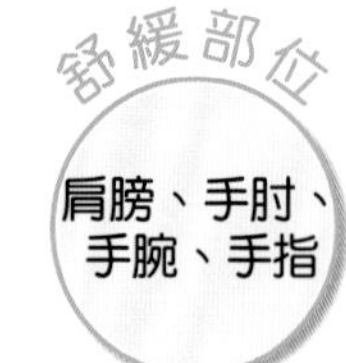

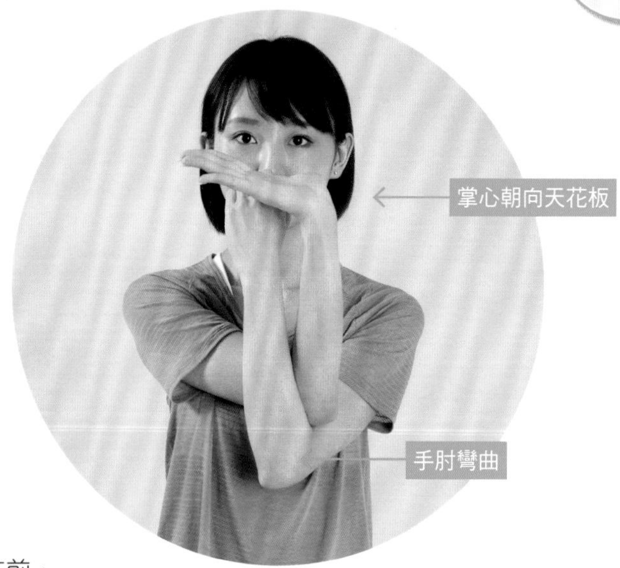

1 右手在前，
左手從下方繞過來與右手交叉，夾住右上臂，並彎曲右肘。
交叉的左手抓住右手大拇指，使右手掌心朝向天花板。

Point

- 在轉動或傾倒手臂時，在不擅長的那邊增加次數會更有效果。
- 在轉動或傾倒手肘時，在可能的範圍內盡量大幅活動手掌，慢慢擴大可動域。

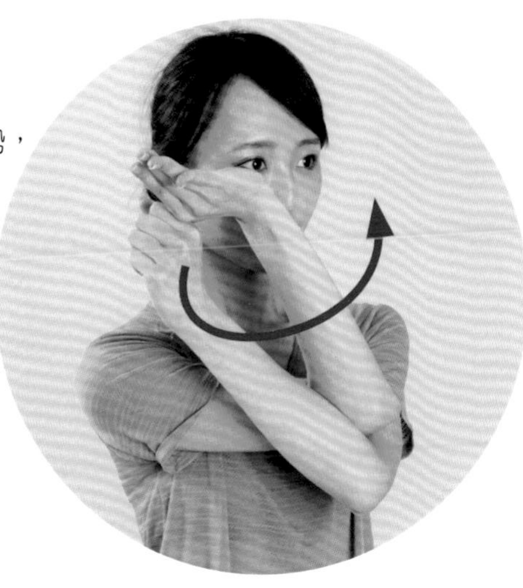

2 轉動

抬起手肘到肩膀高度，
維持掌心朝向天花板的姿勢，
以手肘為中心開始轉動。

重複30次後，
換邊同樣進行。

3 傾倒

接著維持掌心朝向天花板的姿勢，用左手抓住右手大拇指往外扳，再回到原來的姿勢。

重複30次。

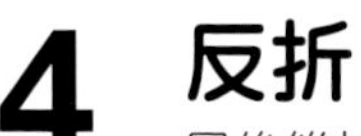

4 反折

最後維持掌心朝向天花板的姿勢，從大拇指到小指一根根地反折。

5根都反折過後，
再換手重複步驟1～4。

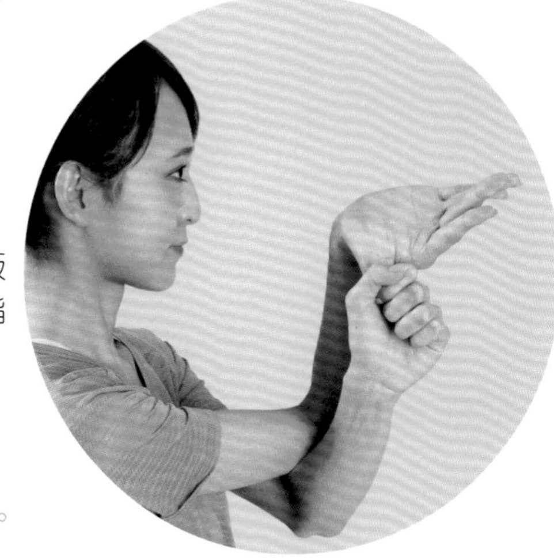

舒緩體操

預防／改善腕隧道症候群、扳機指

手腕反折／手指反折

以手固定另一隻手的手腕，使身體前後移動，
可活絡手腕及第2～5指。

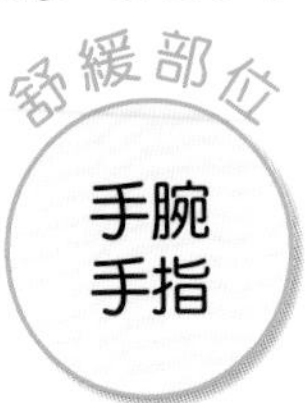

1 趴在地上並彎曲腳尖，將右手朝自己的方向反折，貼在地上。
接著以左手夾住右手手腕固定。

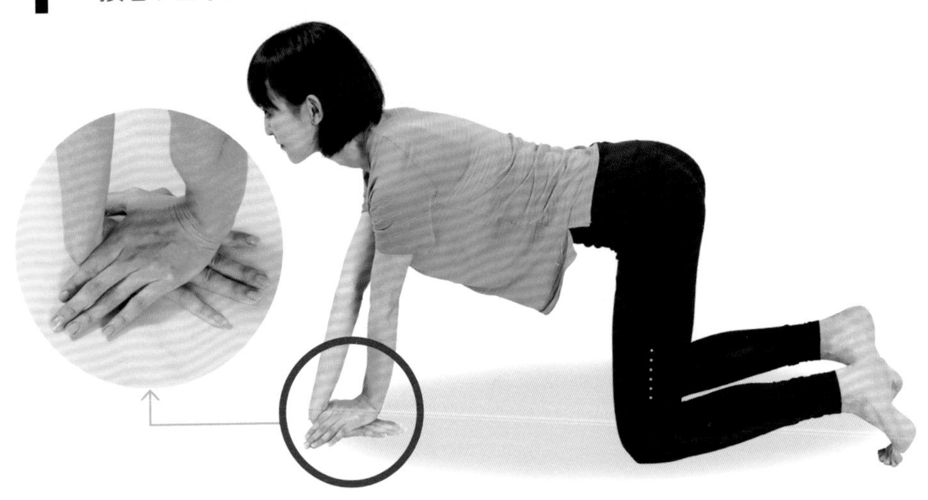

2 手腕固定好後，
使身體前後移動。

重複30次後，
換手同樣進行。

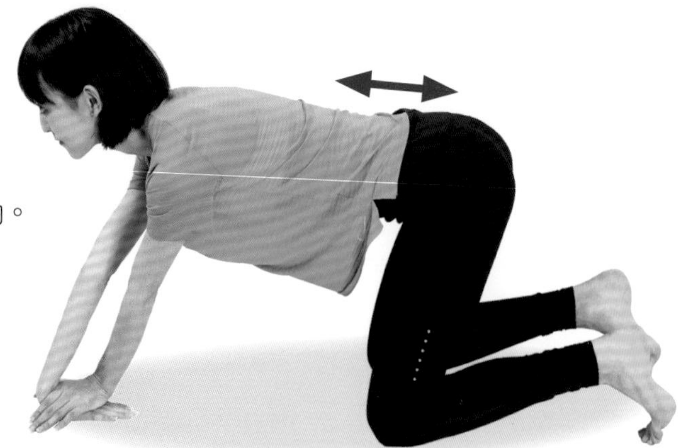

3 將固定手腕的手往手指方向移動，伸展手指，使身體前後移動。

重複30次後，換手同樣進行。

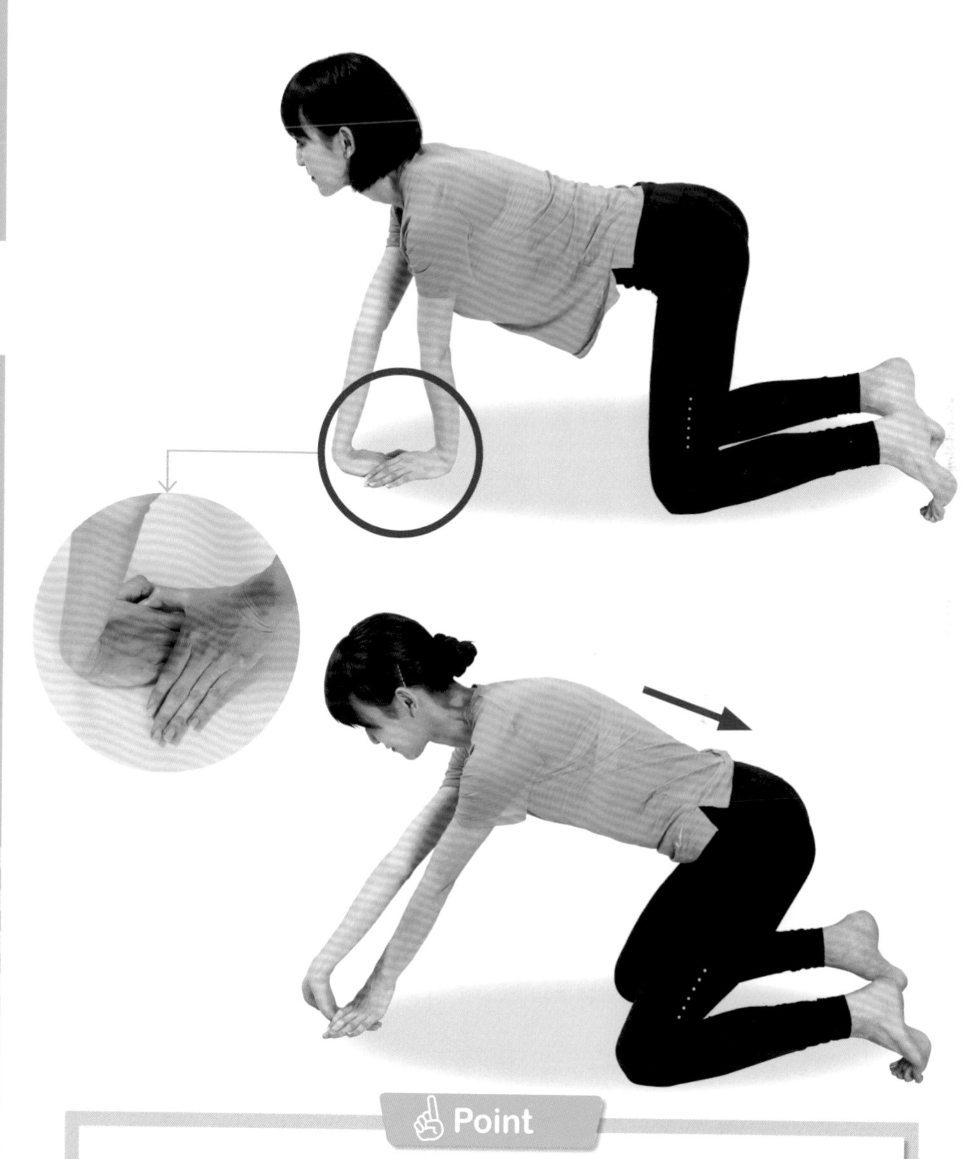

Point

- 進行時雙肘要伸直。
- 身體前後移動時，注意腰部要維持水平。

預防／改善內臟不適

胸椎歪斜引發內臟不適

我們在日常生活會感到消化不良、反胃等胃部不適以及便祕、下痢、容易噎到……等各種不適。大多情況做檢查也沒有發現異常而不被列為治療對象，不過每次出現症狀就會感到不舒服的人應該不少。這些內臟不適症狀乍看之下與脊椎毫無關聯，但只要實施脊椎調整術就能獲得改善。

有患者反應矯正胸椎後症狀就減輕許多，由此可知骶骨、脊椎的歪斜不僅會引發僵化、緊繃、疼痛、麻痺等症狀，還會引起呼吸器官、循環器官及消化器官等內臟機能衰退。若骶骨往後偏移，就會產生代償性動作，腰椎為了維持平衡就會往後偏移，不再前彎。此外，骶骨左右斜轉也會造成胸椎左右位移。

在脊椎中，不同於能大幅活動的頸椎與腰椎，胸椎透過肋骨連結胸部中央的胸骨，形成胸腔，因此可動域相當狹窄，一旦骶骨歪斜，胸椎就會隨之歪斜，與胸椎連結的左右各12根肋骨也會跟著歪斜，因此支撐骨架的肌力也相當重要。

負責掌控肺、心臟、胃、肝臟、腎臟等所有臟器的自律神經乃是從胸椎發出。舉例來說，其分布為腰椎4、5號的前枝是大腸，後枝為坐骨神經，胸椎6~8號的右側為肝臟及膽囊，左側為胃及胰臟。

因此，**一旦自律神經因脊椎歪斜造成過度緊張，就會出現傳導異常，導致神經連結的內臟組織整體僵化。**

現代醫學雖沒有臟器是軟是硬的概念，不過若是臟器僵化，治癒力似乎會降低。比方說，若消化管僵化，在食道就會發生食道誤嚥（食物誤進到氣管），在胃裡就會產生消化不良及反胃，在小腸及大腸則會產生消化不良、下痢、便祕等，在肺則會感到上氣不接下氣。

不過只要矯正骶骨、腰椎、胸椎的歪斜，就能夠改善上述不適症狀。

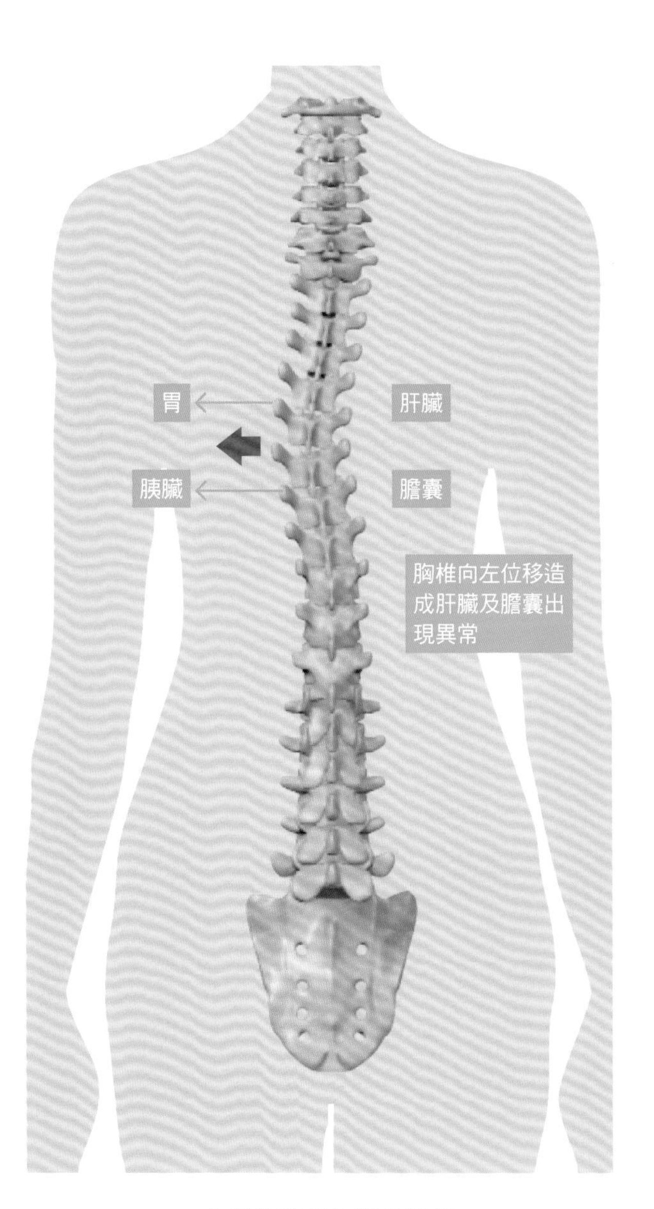

胸椎位移與內臟的關係

舒緩體操

預防／改善內臟不適

開腳膝蓋傾倒（胸椎）

舒緩部位
胸椎
6～8號

利用毛巾及自身體重就能有效放鬆胸椎。
藉由兩膝往左右側傾倒來活絡胸椎6～8號，放鬆緊繃的自律神經。

1 橫向塞入毛巾抵住胸椎，然後仰躺，雙腳張開大於腰寬，兩膝立起。雙手則輕輕朝身體兩側張開。若是背會痛，可不塞入毛巾直接進行。

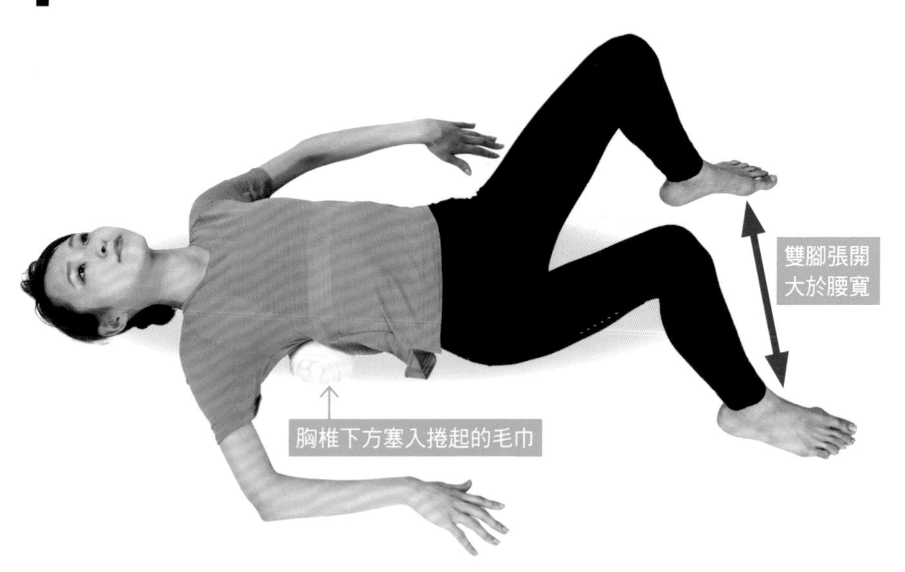

Point

- 兩腳往左右兩側傾倒時，注意只要扭轉腰部以下，肩膀不要抬起。
- 盡可能使兩膝貼地，如有困難則在能力所及範圍內進行，慢慢擴大可動域。

2 兩肩貼地，使兩膝向左右兩側傾倒。

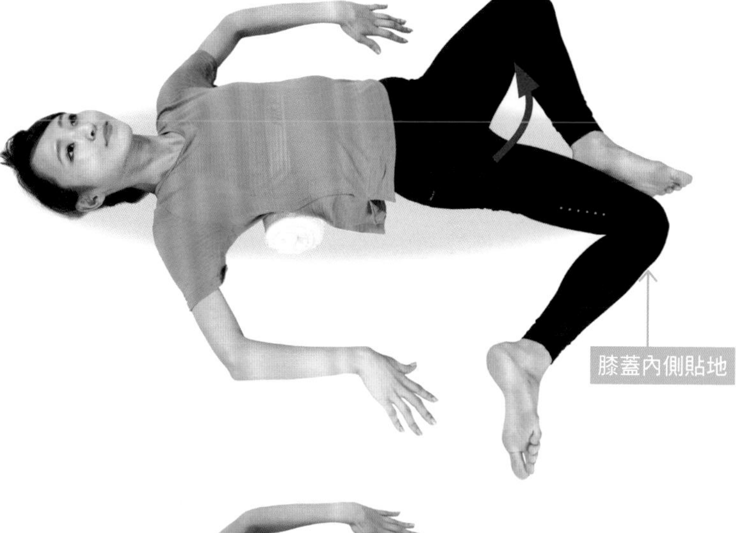

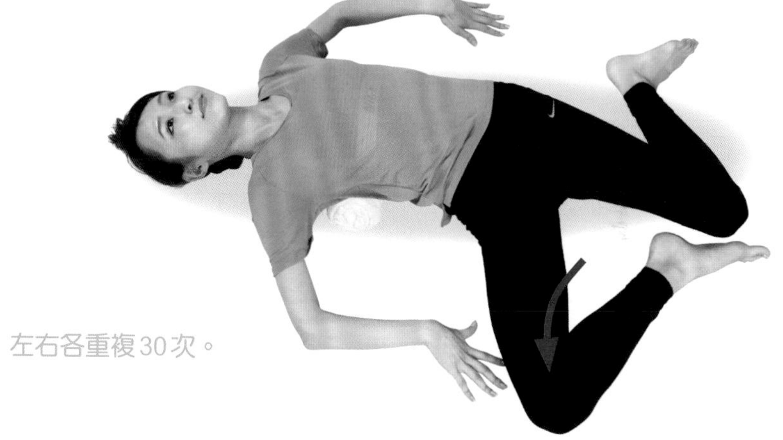

左右各重複30次。

Variation

維持步驟1的姿勢，雙手往頭部方向伸直並十指交叉，
接著兩膝往左右兩側傾倒。亦可伸展背闊肌。

左右各重複30次。

矯正體操

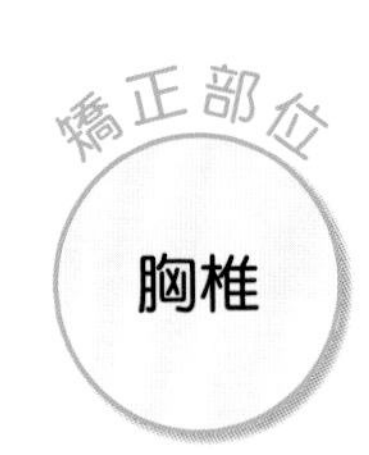

預防／改善內臟不適

托住腋下雙腳十字交叉

橫向塞入毛巾抵住胸椎，伸直腿部進行大交叉動作，可強力活絡胸椎，矯正胸椎扭轉。

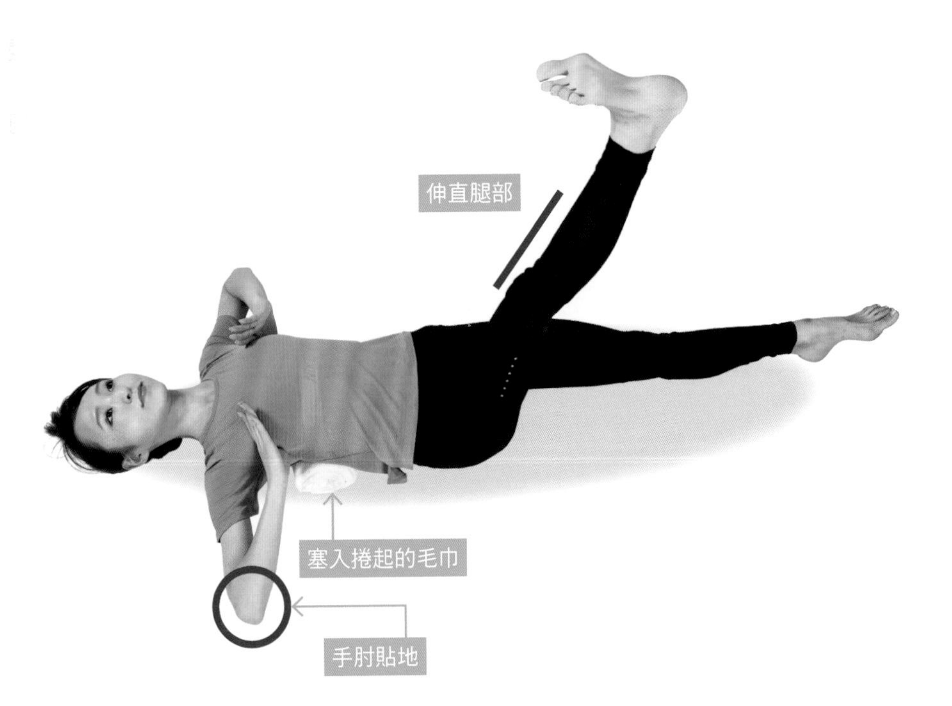

1 橫向塞入捲起的毛巾，抵住胸椎並仰躺，兩腳伸直。雙手夾住腋下，手肘貼地，固定好上半身後朝天花板方向抬起其中一腳。若是背會痛，可不塞入毛巾直接進行。

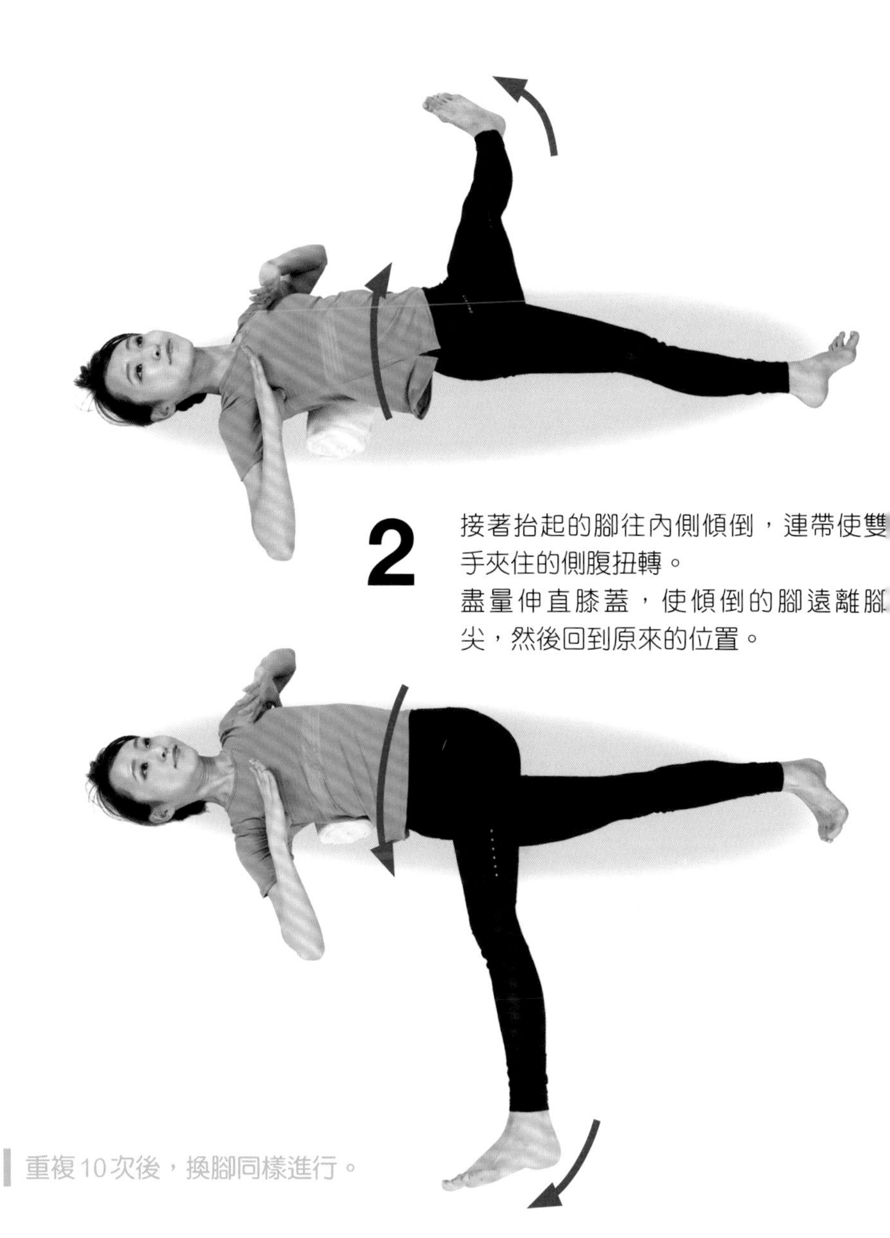

2 接著抬起的腳往內側傾倒，連帶使雙手夾住的側腹扭轉。
盡量伸直膝蓋，使傾倒的腳遠離腳尖，然後回到原來的位置。

重複10次後，換腳同樣進行。

Point

- 腿部傾倒時，使腋下以下扭轉，肩膀以上維持不動。
- 活動腿部時避免利用反作用力。

矯正體操

預防／改善內臟不適

俯臥扭轉胸椎

可鬆弛並矯正歪斜的胸椎，放鬆緊張的神經，
使受到壓迫的內臟歸位。

矯正部位
胸椎

別讓肩膀離開地面
腿部內側貼地

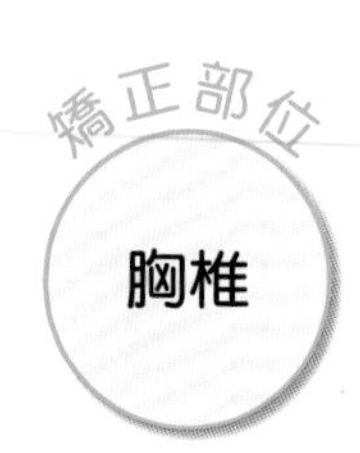

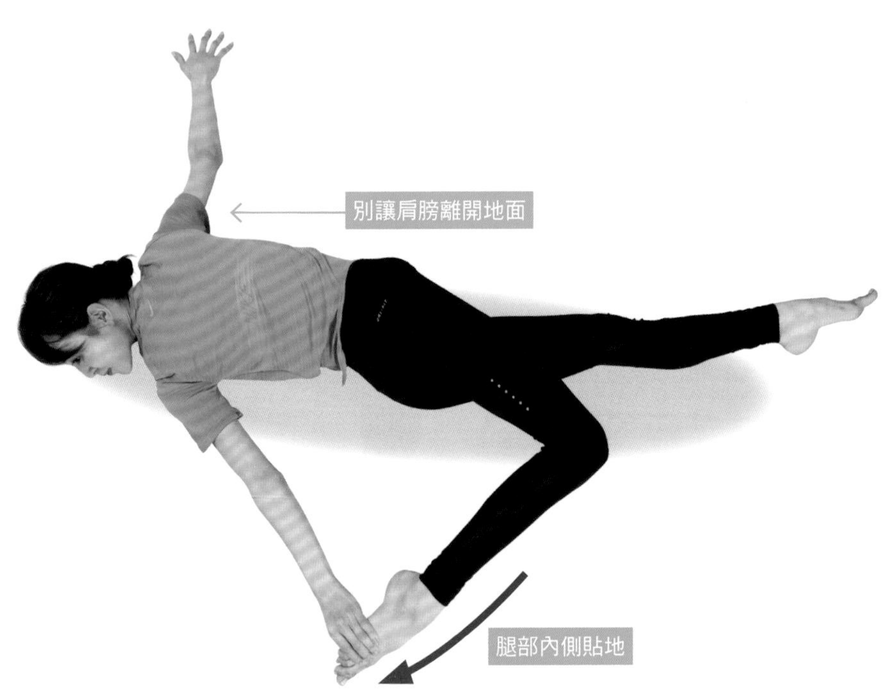

1

俯臥後雙手雙腳張開，臉部向左。
抬腳並扭轉腰部，用左手抓住另一腳（右）的腳背，往另一邊傾倒。
盡量使腿部內側貼地。
約維持30秒～1分鐘後回到原來的姿勢。

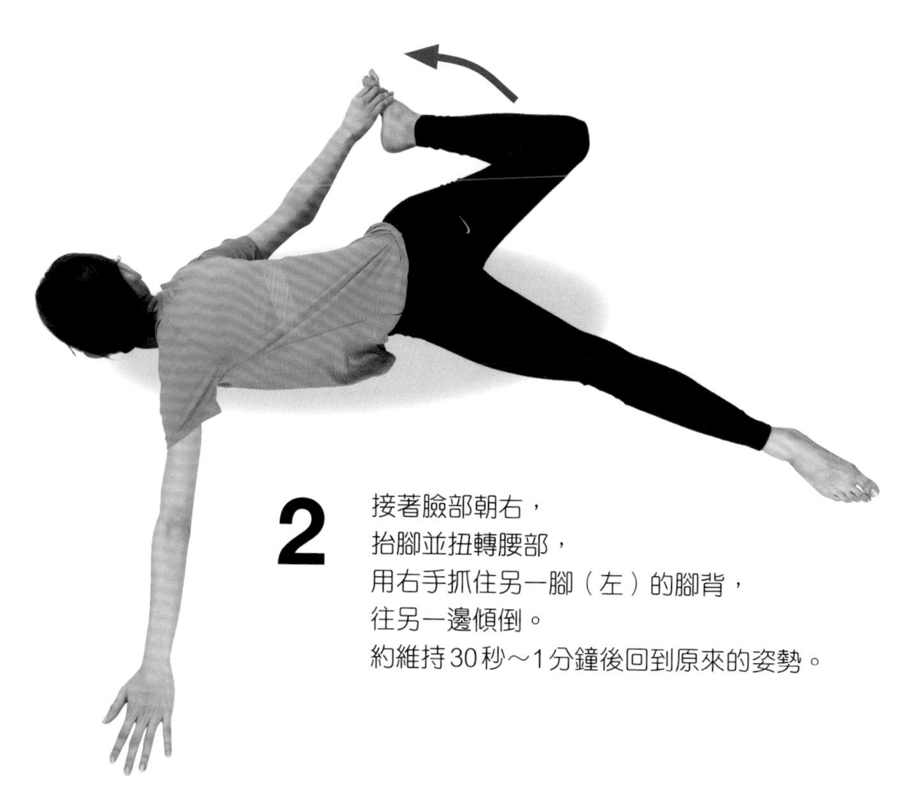

2 接著臉部朝右，
抬腳並扭轉腰部，
用右手抓住另一腳（左）的腳背，
往另一邊傾倒。
約維持30秒～1分鐘後回到原來的姿勢。

Variation

如果抓住腳背傾倒有困難的話，可僅靠腿部進行。
俯臥後將手背重疊，使下巴靠在手背上，雙腳張開大於肩寬，
並豎起腳尖。接著使其中一腳盡量往另一邊大幅扭轉。

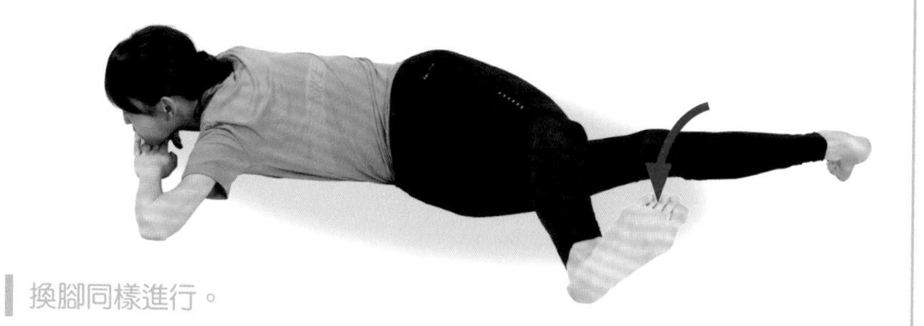

換腳同樣進行。

預防／改善自律神經失調症

自律神經不適的原因亦出在脊椎歪斜

所謂自律神經是指不能自己掌控的神經，負責支配人體所有內臟、血管及賀爾蒙分泌等，維持我們的生命活動。可分成交感神經及副交感神經，交感神經從脊髓外側發出，進入位於脊髓兩側的交感神經幹，可一次掌控許多臟器；副交感神經從中腦、延腦、薦脊髓發出，與各個臟器個別連結，施加影響。

自律神經失調症如字面所述，即上述自律神經的作用處在失衡狀態，做檢查沒有異常，卻會不斷出現各種不適症狀。

不僅如此，由於交感神經與副交感神經相互纏繞分布全身，因此很難鎖定原因。特徵是無法確定所謂的「特定」症狀。

脊椎調整術則認為，自律神經失調症與內臟不適一樣，都是因脊椎歪斜導致神經受到拉扯，造成神經所連結的臟器產生各種異常症狀。

只要充分舒緩自律神經集中的脊椎周遭，並增進肌肉強度，就能夠改善症狀。

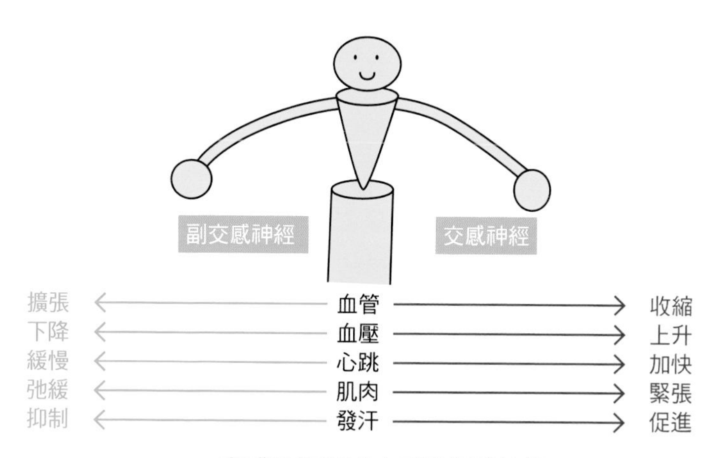

交感神經與副交感神經的比較

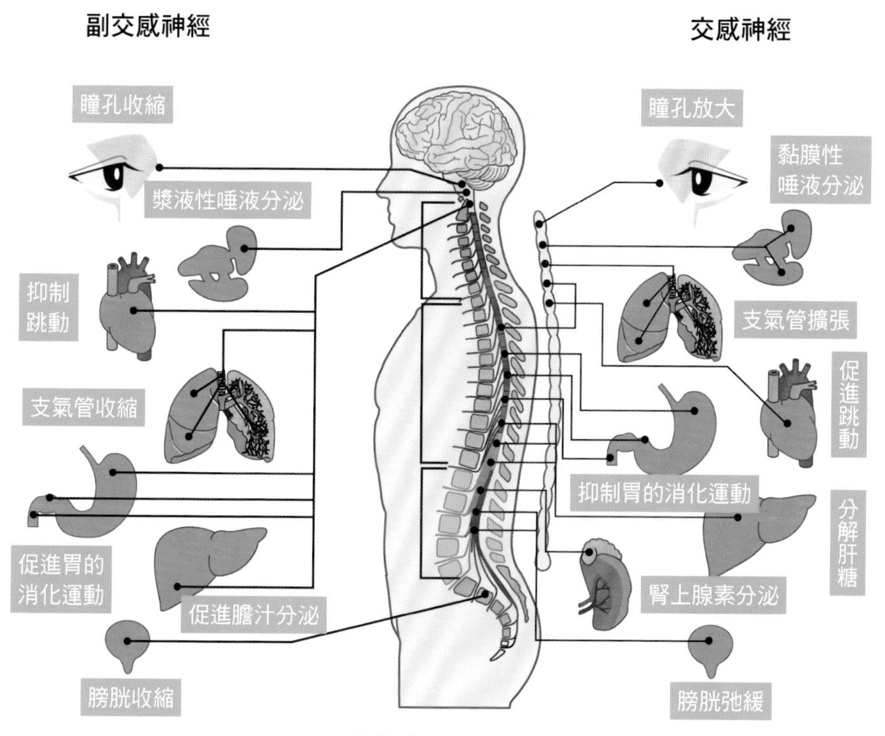

自律神經的活動

舒緩體操

預防／改善自律神經失調症

十指交叉轉動肩膀

可活絡肩胛上臂關節與胸鎖關節，矯正脊椎歪斜，使緊張的自律神經傳導變順暢。

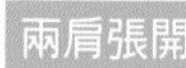

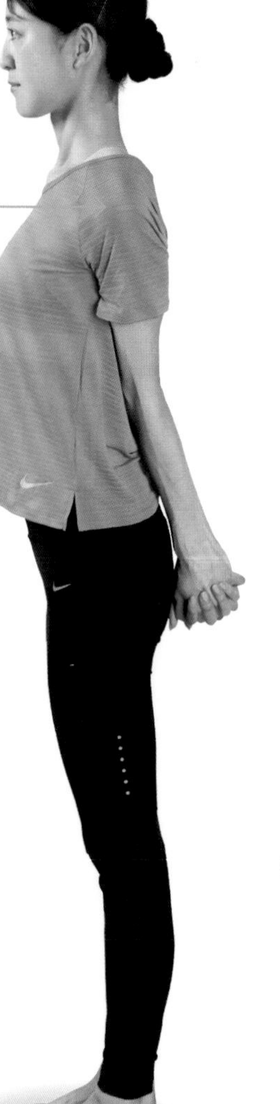

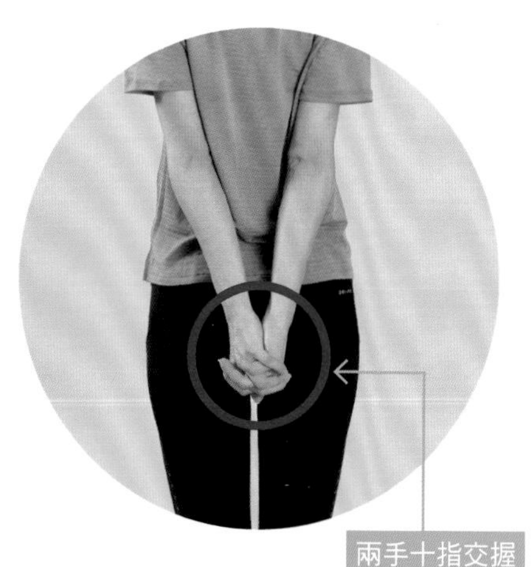

1 挺胸站立，兩肩張開，手肘伸直繞到身體後方，兩手十指交握，使手掌相貼。

2 維持手肘伸直的姿勢，
盡量從遠離身體的位置轉動雙手，
畫出大圓。

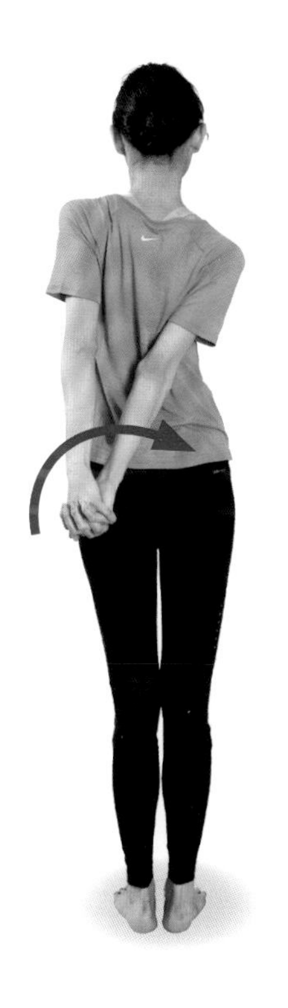

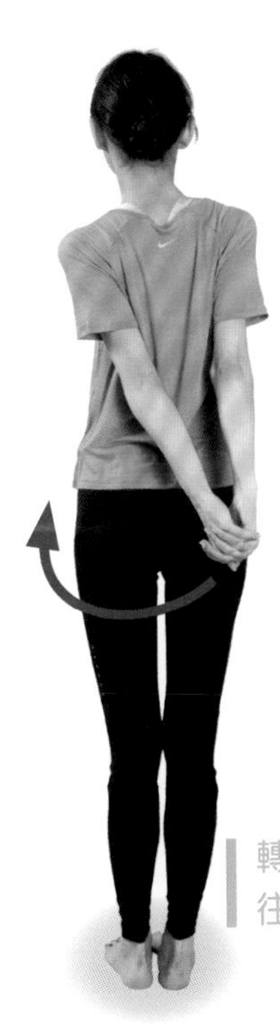

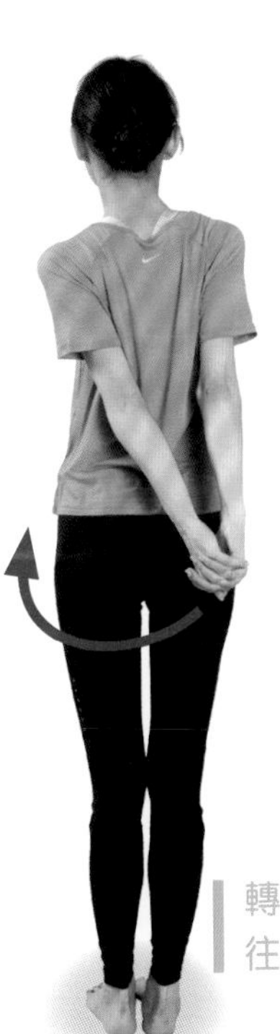

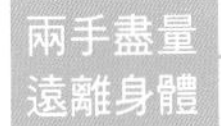

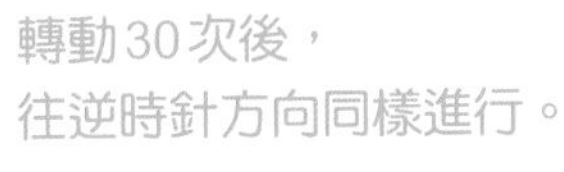

Point

- 兩手轉動時，記得手臂伸直，僅靠肩膀與手臂來轉動，上半身盡量保持不動。
- 即使剛開始無法畫出漂亮的圓也無妨，慢慢擴大可動域即可。

矯正
體操

預防／改善自律神經失調症

胸椎上部歸位

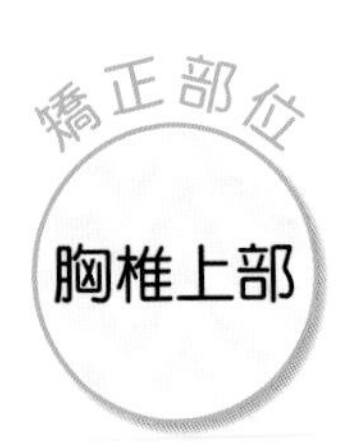

可舒緩胸椎上部，矯正胸椎歪斜。
藉由兩個拳頭上下穩定頭部，更能有效活絡胸椎上部。

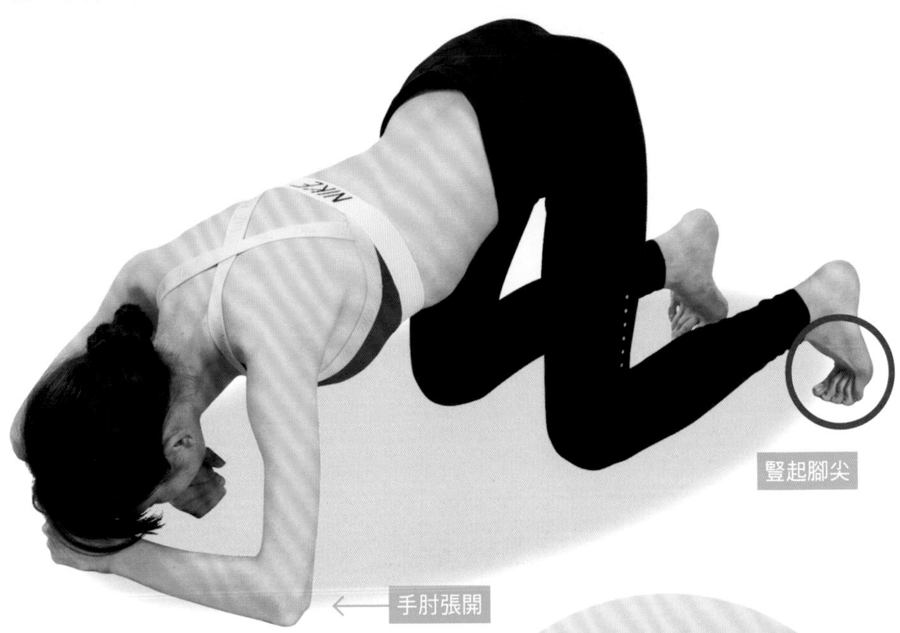

1 趴在地上後腳尖豎起，
雙手拳頭置於額頭及下巴下方，
盡量張開兩肘，
使兩肩肩胛骨靠近。

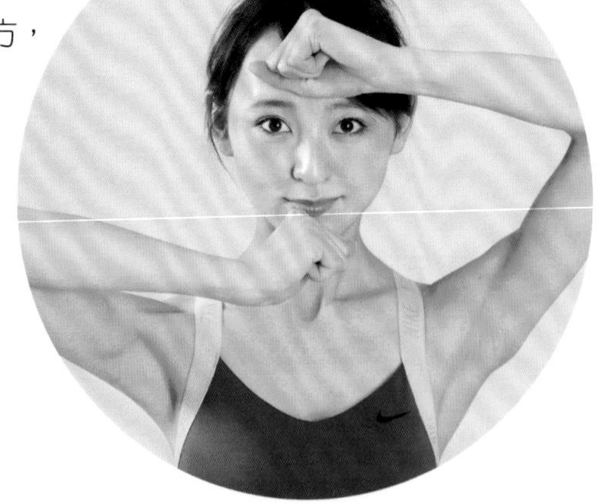

以拳頭抵住額頭及下巴

2 維持額頭及下巴靠在拳頭上的姿勢，往前縮肩膀使肩胛骨張開。

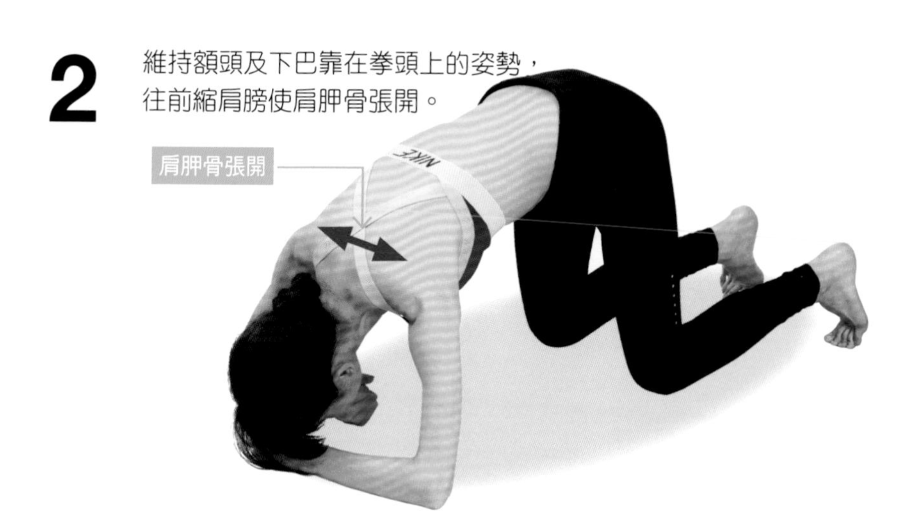

3 以額頭及下巴壓住拳頭，使兩肩肩胛骨靠近，接著用力以拳頭緊押臉部。

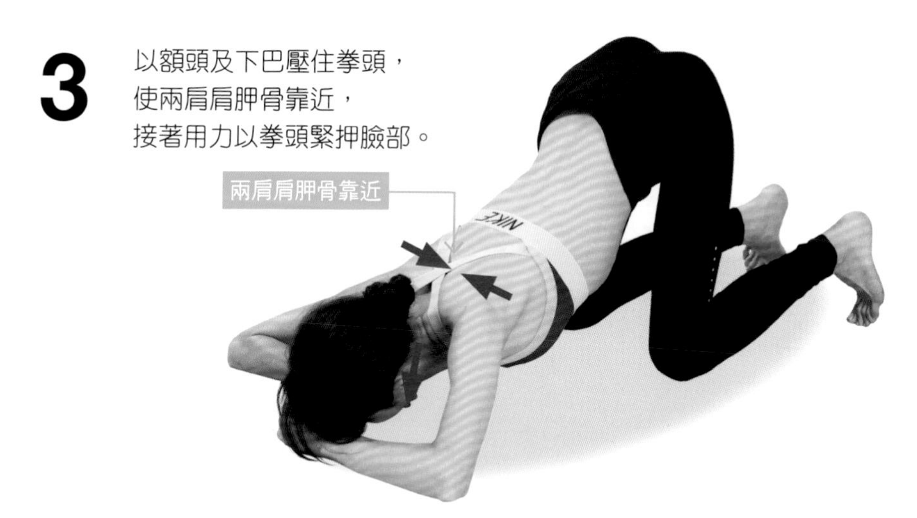

步驟2及3重複10次後，
兩手位置替換同樣進行。

Point

- 進行時要意識到肩胛骨。
- 肩胛骨張開時，臉部盡量不要離開拳頭。

預防／改善腿部麻痺、腳底痛

腿部麻痺及疼痛與骶骨及腰椎有關

足部是以拇趾球（大拇趾根部）、小趾球（小趾根部）及腳後跟來維持平衡，由連結這3點的2道縱弓及1道橫弓所構成。如果沒有正確使用，足部肌肉就會衰退，導致足弓塌陷，形成所謂的扁平足。即使只有1道足弓塌陷也會影響到其他足弓，為了彌補足弓塌陷，姿勢就會歪斜。一旦姿勢歪斜就會造成疼痛，而為了減輕疼痛，另一腳也會出現歪斜，陷入惡性循環。

我們的身體是由一種叫做「動力鍊（運動學的連鎖）」的機能使各個部位進行連動，因此**腳底的足弓塌陷了，骶骨也會跟著塌陷，相反地，一旦骶骨塌陷了，不僅腳底足弓也會塌陷造成腳痛，還會引發乍見之下與足部無關的腰痛甚至肩膀痠痛。**想要維持沒有疼痛的身體，必須得改善骶骨與腳底。只要提昇腳底肌力以及短期間使用鞋墊就能有效改善足弓塌陷，首先得先矯正骶骨及提昇肌力。

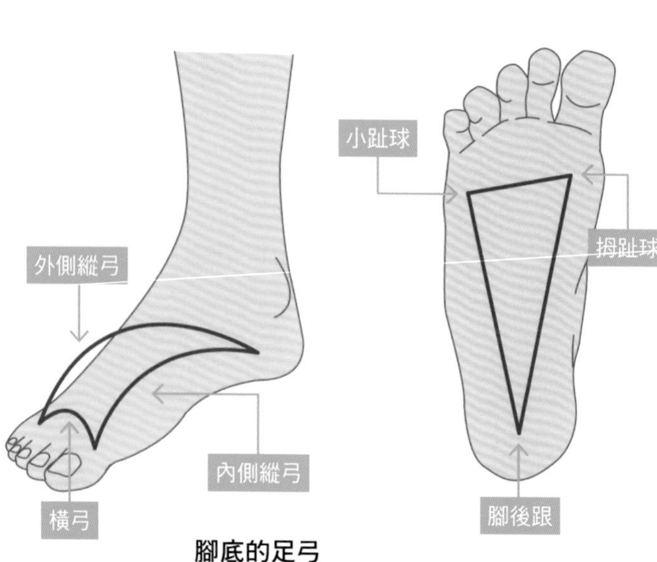

腳底的足弓

矯正體操

預防／改善腿部麻痺、腳底痛

臀部搖籃

藉由毛巾及自身體重就能有效放鬆薦髂關節，矯正骶骨歪斜。

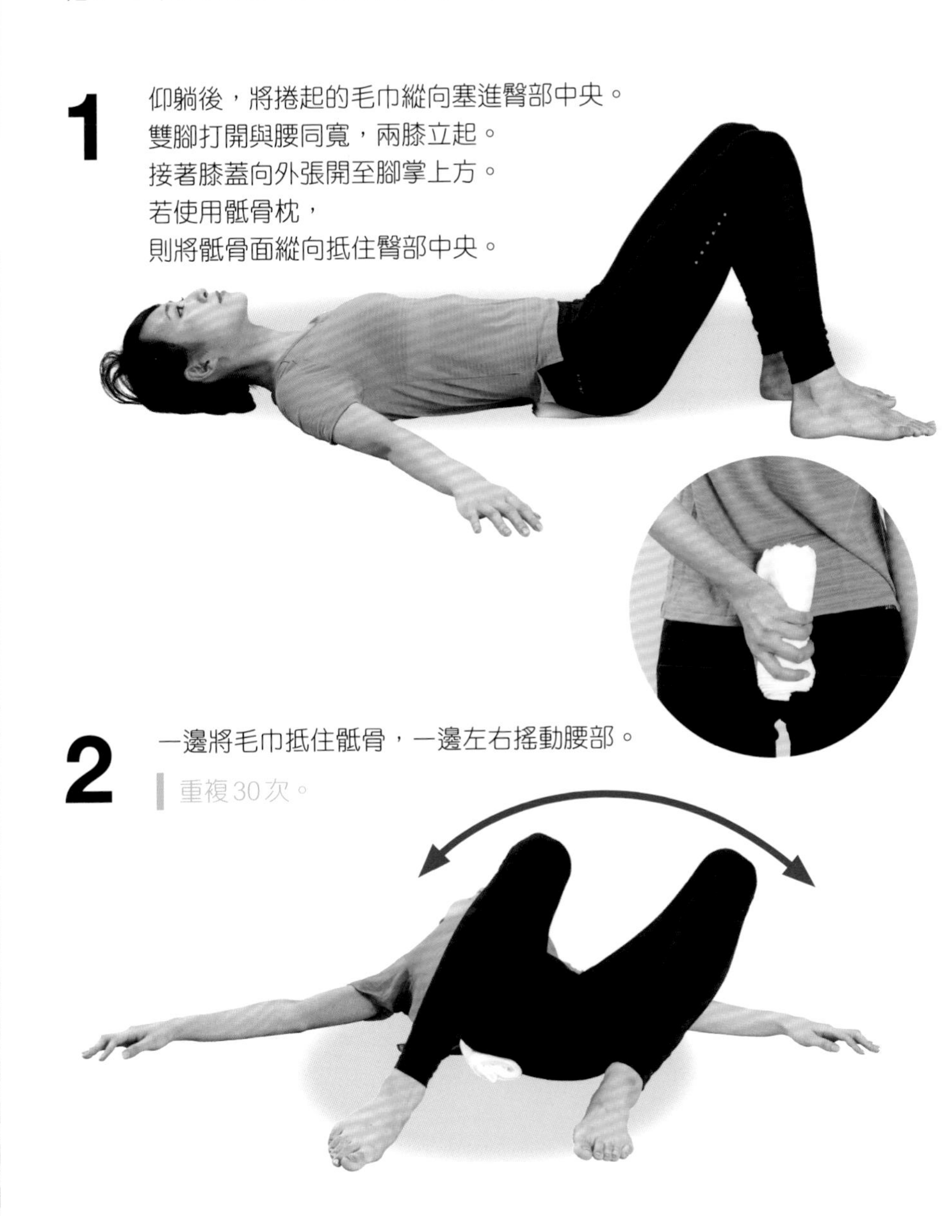

1 仰躺後，將捲起的毛巾縱向塞進臀部中央。
雙腳打開與腰同寬，兩膝立起。
接著膝蓋向外張開至腳掌上方。
若使用骶骨枕，
則將骶骨面縱向抵住臀部中央。

2 一邊將毛巾抵住骶骨，一邊左右搖動腰部。

重複30次。

舒緩體操

預防／改善腿部麻痺、腳底痛

腳踝／腳趾

利用自身足部重量，能有效活絡並鬆弛足關節及腳趾的神經。

1

俯臥後兩肘立起，豎起腳尖。
接著將其中一腳疊在另一腳的後腳跟上。

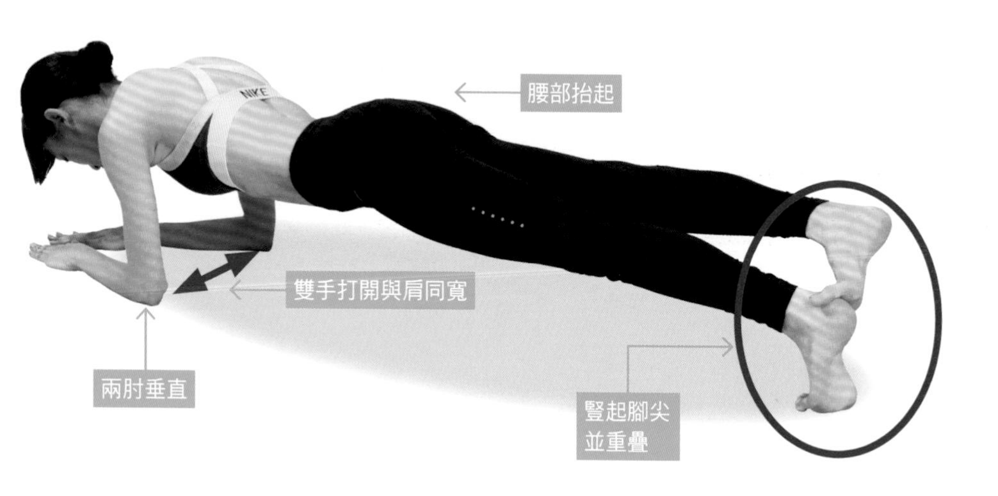

Point

- 疊在上方的足部傾倒時，下方足部要保持不動。

2 固定下方足部，僅疊在上方的足部往左右兩側傾倒。

重複30次後，換腳同樣進行。

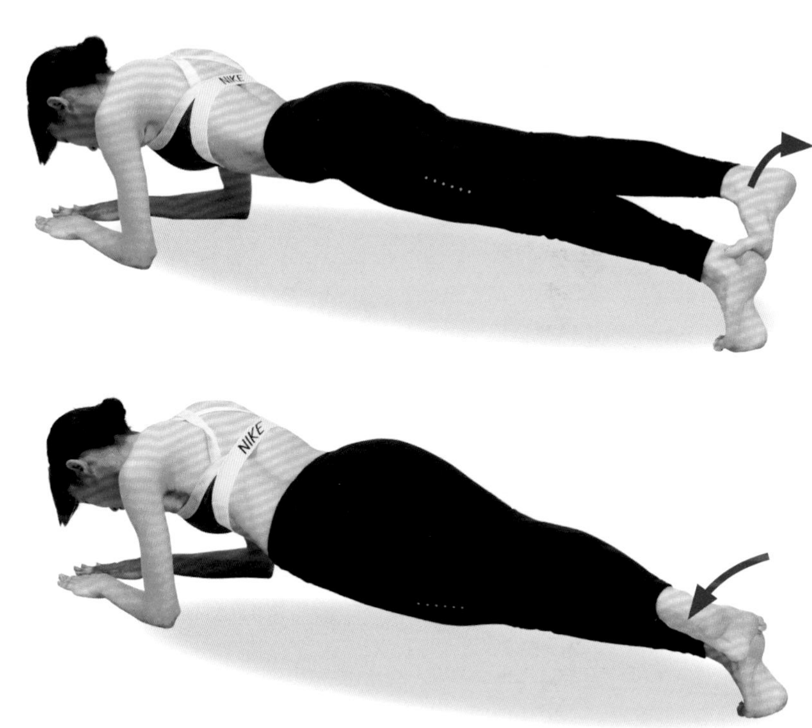

Variation

兩腳重疊很吃力者可俯臥，不需疊起雙腳，
腳尖貼地，使兩腳後腳跟一起向左右兩側傾倒。

專欄 正確強度的運動能提高效果

脊椎調整術主要教授的是①舒緩運動、②矯正運動、③提昇肌力運動，並認為④有氧運動（快走、慢跑等）也是必須進行的運動。

①舒緩運動、②矯正運動並沒有規定強度，③與④則有規定明確的強度。以肌力來說，若負荷的重量沒有超過一次反覆最大重量的50%以上，就沒有效果。

有氧運動的強度可用加上安靜心率來計算運動強度的「卡蒙內方法（Karvonen method）」來計算。運動強度達40%時脂肪燃燒率最高，超過60%時醣類會取代脂肪成為能源，無法達到減少脂肪的效果。另外，持續數週進行強度超過50%的間歇訓練雖可提高全身的持久力，不過心跳數過高會造成酸中毒（acidosis），有增加心臟負擔的危險。為了能在安全正確的強度下進行有效的運動，以「卡蒙內方法」算出適合自己強度的運動很重要。不過這可能不適合心臟疾病患者。

以卡蒙內方法來計算最適當的心率

目標心率＝{最高心率－安靜心率}× 運動強度＋安靜心率
（HR）　（%）

＊最大心率的推定算式＝220－年齡（個人差±10）
＊安靜心率（HRrest）的測量方式＝以食指、中指及無名指併攏壓住大拇指根部，測量15秒的心跳數。將測得數值乘以4就是安靜心率。
＊運動強度設定 高齡者：40%，中高年：50～60%，年輕人：50%

[例] 年齡50歲，安靜時心跳70次，運動強度40%的情況下目標心率為
（220－50－70）× 40%＋70＝110／分

第4章

不同症狀的肌力訓練&伸展操

每週2次重訓提昇肌力

即使矯正好歪斜的骨頭，若缺乏能夠維持正常狀態的肌力，骨頭很快又會歪斜且症狀復發。想要消除症狀，增強肌力是不可或缺的，**重訓必須遵照正確的訓練方法才有效果，因此遵照正確「頻率」與「強度」來進行就很重要**。「強度」尤其重要，至少負荷（強度）必須超過一次反覆最大重量（自己勉強能舉起一次的重量）的50%以上。作為大致的基準，假設一次反覆最大重量為100%MAX，則50%MAX為舉15次，75%MAX為舉10次的重量。剛開始做基礎訓練的後踢及高肘划船（↓P74～77）時，就以「勉強可做10次，沒辦法做11次」的負荷來進行。

重訓並非做愈多愈有效，而是利用重複施加強負荷破壞肌纖維後，肌肉組織重新合成的過程來增加肌肉。從肌肉力竭狀態（all out）到疲勞恢復所需時間約24小時到100小時，也會根據肌肉部位的不同而異。像是後踢所鍛鍊的臀大肌這類大肌肉，考慮到疲勞恢復時間，會以每週2次的頻率進行訓練。

訓練時的注意事項

- **注意正確的訓練動作及目的部位，不要靠反作用力進行。**
- **進行訓練時不要停止呼吸。**
- **訓練之後一定要做伸展操（訓練＋伸展操＝1組）。**

提昇肌力訓練的中長期計畫

想要提昇肌力，最重要的就是配合自身肌力施加負荷。

以每週2～3次的頻率，遵照以下計畫階段性提昇負荷，有效率地增強肌力。如持續以同樣方法進行，效果就會變得不明顯，最好每2個月改變刺激，這樣就能持續出現效果。

<table>
<tr><th>期間</th><th>拉
(Positive)</th><th>維持</th><th>恢復
(Negative)</th><th>次數</th><th></th></tr>
<tr><td colspan="6">基礎訓練　最大肌力的70～75%</td></tr>
<tr><td>10週＝2個月</td><td>2秒</td><td>3秒</td><td>2秒</td><td>10次x3組</td><td>10週＝2個月</td></tr>
<tr><td colspan="6">增肌（Bulk up）訓練　最大肌力的80～85%</td></tr>
<tr><td>第1～2週</td><td>4秒</td><td rowspan="5"></td><td rowspan="5">2秒</td><td>6～8次x2～3組</td><td rowspan="5">10週＝2個月</td></tr>
<tr><td>第3～4週</td><td>6秒</td><td rowspan="2">6～8次x1～2組</td></tr>
<tr><td>第5～6週</td><td>8秒</td></tr>
<tr><td>第7～8週</td><td>10秒</td><td rowspan="2">6～8次x1組</td></tr>
<tr><td>第9～10週</td><td>12秒</td></tr>
<tr><td colspan="6">爆發力訓練　最大肌力的80～87%</td></tr>
<tr><td>第1～2週</td><td rowspan="3">1秒</td><td rowspan="3"></td><td rowspan="3">1秒</td><td>6～8次x3～4組</td><td rowspan="3">10週＝2個月</td></tr>
<tr><td>第3～6週</td><td>5次x5組</td></tr>
<tr><td>第7～10週</td><td>5次x6組</td></tr>
</table>

以6個月為1循環，重複這個循環。

- Positive　肌肉收縮使力的動作。
- 維持　在肌肉收縮狀態下，不做任何動作而使力。
- Negative　肌肉伸展使力的動作。

※從下一頁起在訓練次數將標示基礎訓練的次數。以進階為目標的讀者，請參考上表進行訓練。

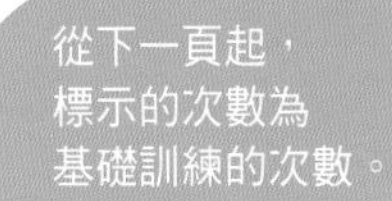

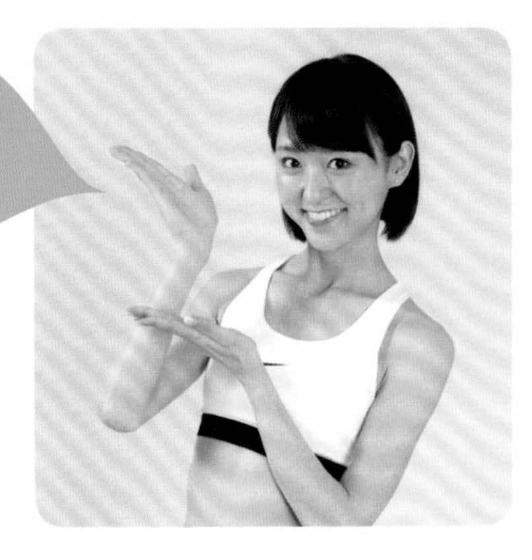

鍛鍊部位

斜方肌
三角肌

預防／改善肩膀痠痛

直立划船

利用彈力帶的負荷來活絡斜方肌及三角肌，
同時活絡位移的頸椎7號。
此外，藉由將彈力帶交叉可防止力量分散，
更能有效鍛鍊背部肌肉。

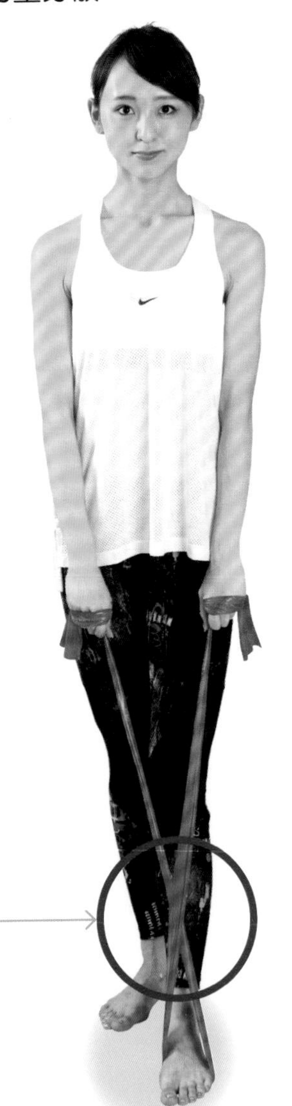

1 兩腳打開與肩同寬，
其中一腳稍微往前站立。
前腳踩著彈力帶中央，
將彈力帶交叉後以雙手握持。

將彈力帶交叉

2 雙手手肘向外張開，張開胸部使兩肩肩胛骨靠近，同時將彈力帶拉至胸高維持3秒。然後維持張開胸部，背部稍微挺直，放下手肘回到原來的姿勢。

手肘位置
抬的比手腕還高

重複抬起放下動作10次。

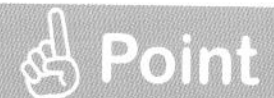

● 拉起彈力帶及做伸展操時，記得身體要挺直。

伸展運動

左手往後繞，右手則握住左手腕往側邊拉。
同時頸部也往右傾，再回到原來的姿勢。
另一手也同樣進行。每次30秒。

訓練10次加伸展操1次為1組，連續做3組。

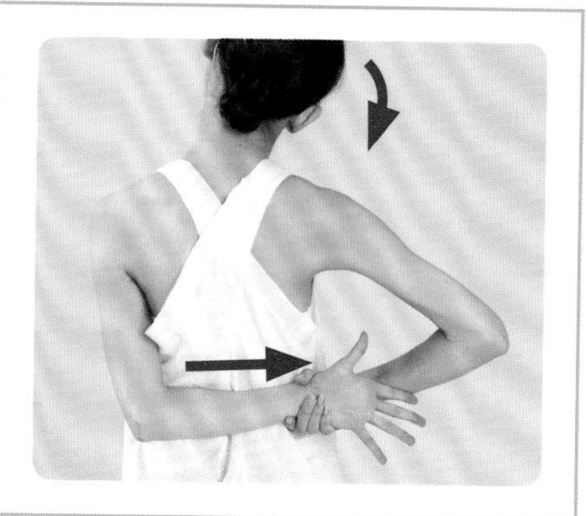

預防／改善肩頸劇烈疼痛、頭暈

收下巴運動

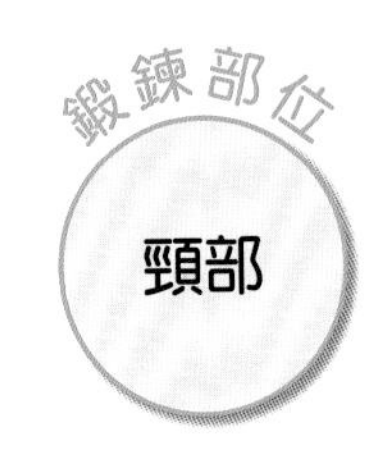

使頭部下壓枕頭或抱枕，
利用其反彈力來鍛鍊頸部周圍的肌肉。

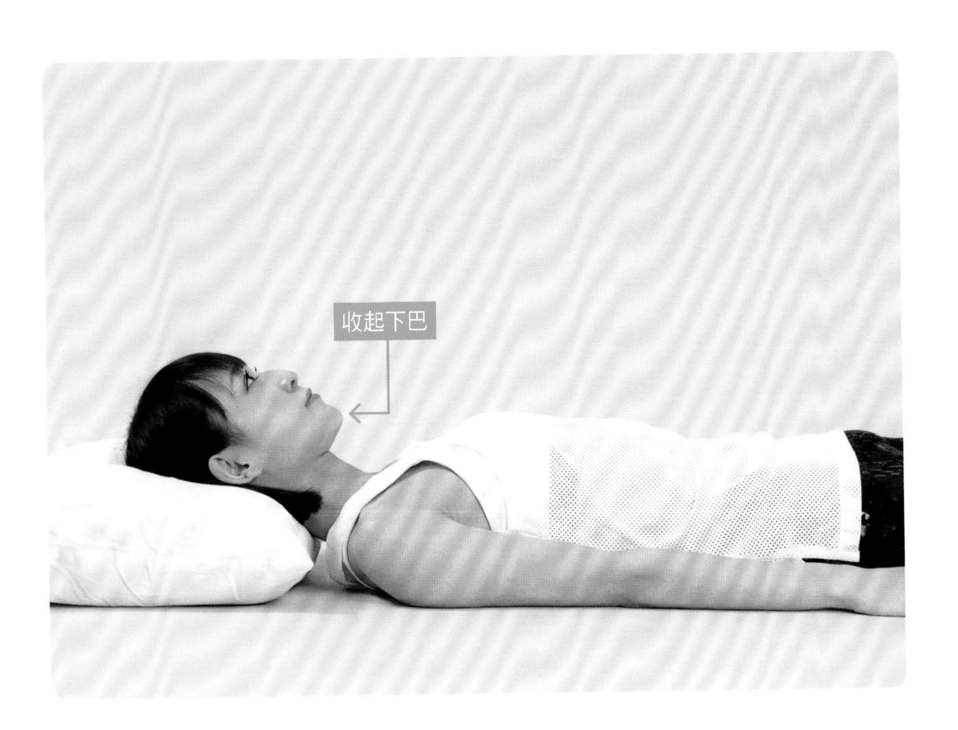

1 仰躺後使頭靠在柔軟的枕頭或抱枕上，收起下巴。

2

維持收下巴的姿勢使頭部下壓枕頭。
然後就這麼慢慢放鬆，回到原來的姿勢。

重複10次。

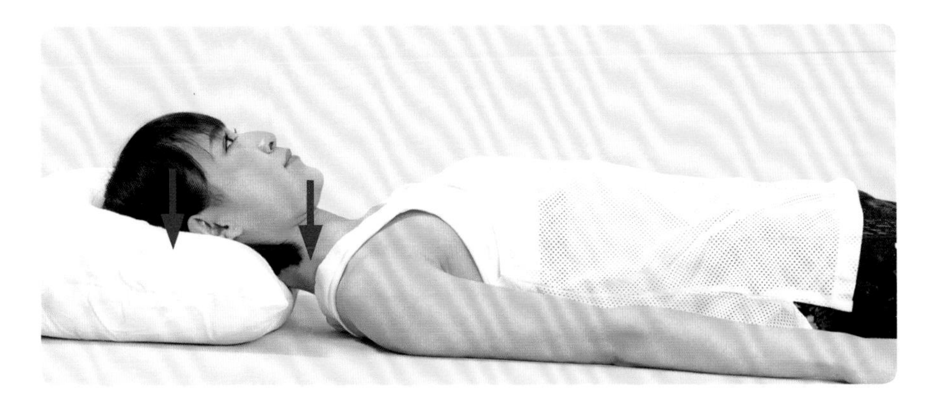

Point

● 使頭下壓枕頭及做伸展操時，肩膀記得要維持不動。

伸展運動

❶ 雙手在後腦交叉，覆蓋後腦杓。
❷ 背部打直並收下巴，維持30秒後回到原來的姿勢。

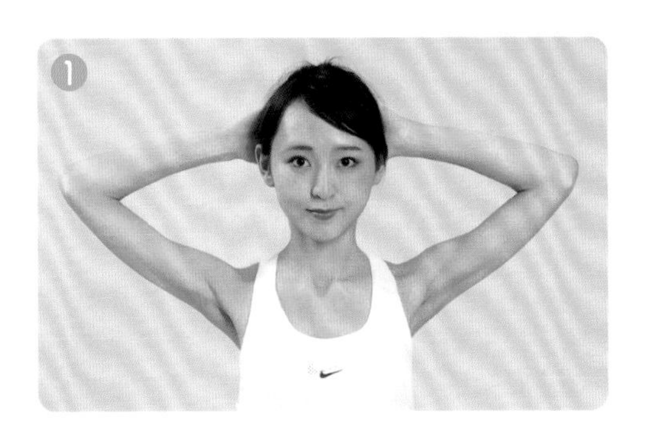

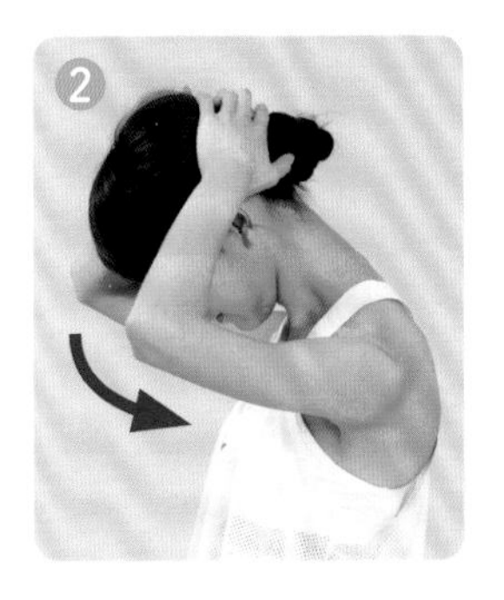

訓練10次加伸展操1次為1組，連續做3組。

預防／改善四十肩、五十肩

肩推

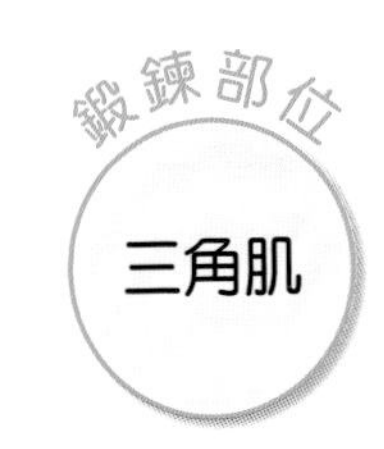

利用彈力帶的負荷，可活絡並鍛鍊與肩膀周圍的深層肌旋轉肌群（棘上肌、棘下肌、肩胛下肌、小圓肌）一起運作的三角肌。

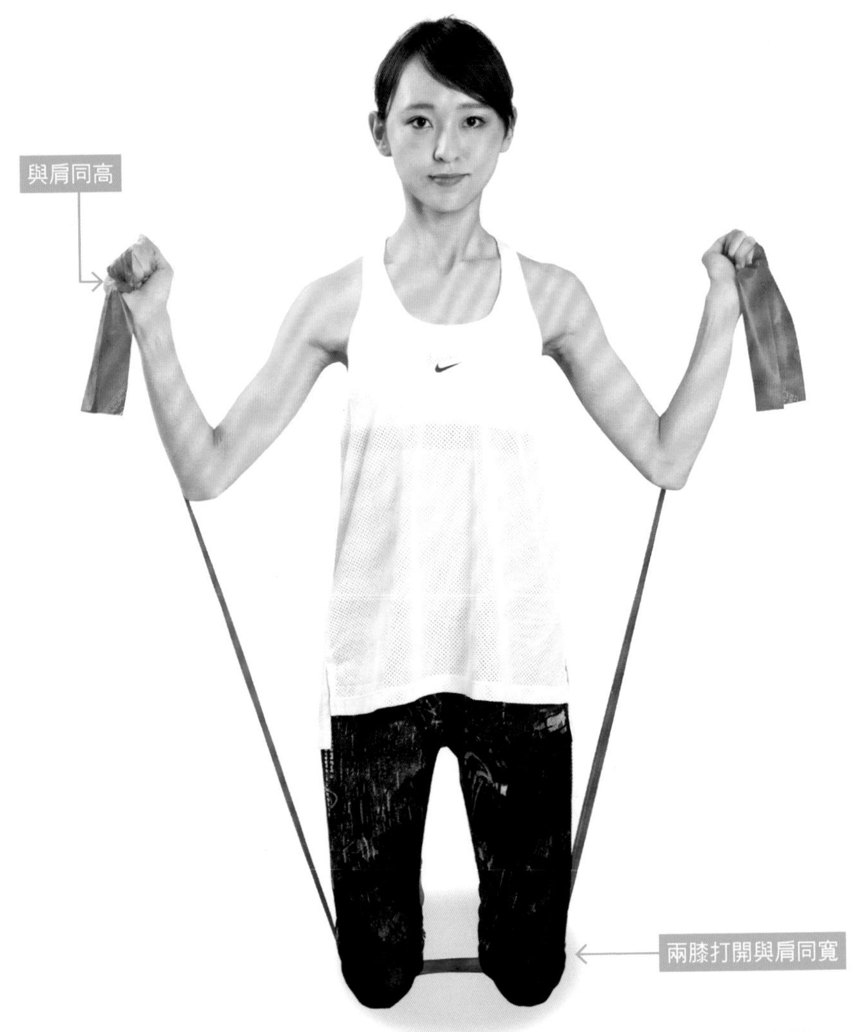

1 兩膝打開與肩同寬，使彈力帶通過膝蓋與地板之間，兩膝跪立，腳尖立於地板。
雙手拉起彈力帶與肩同高。

2 背部稍微挺直，手肘伸直，
使臉部夾在兩臂之間，
拉起彈力帶維持3秒鐘。

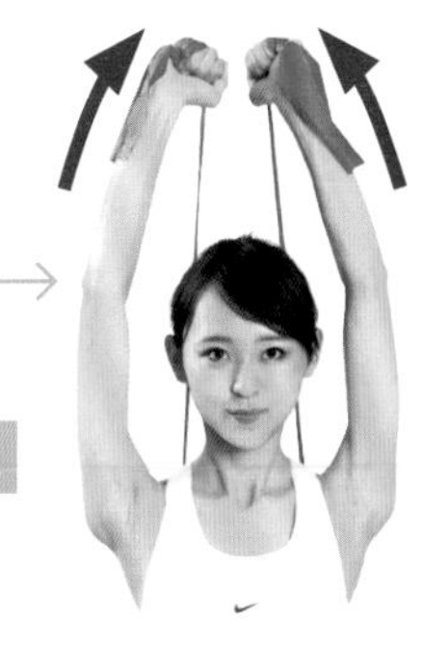
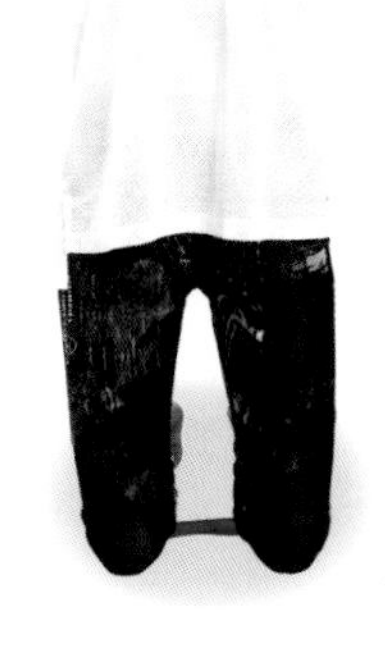

3 接著手肘往兩側彎曲，
使兩肘下彎至肩高。

步驟2～3重複10次。

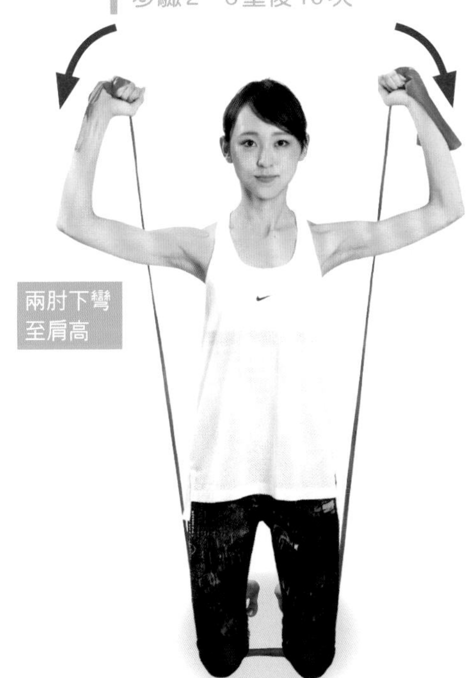

Point

- 手臂往上舉時不要完全伸直，上舉到手臂微彎的位置即可。

伸展運動

其中一手從身體前側橫向伸直，另一手則手肘彎曲，從下方與伸直的手臂交叉。然後以另一手將伸直的手臂拉近身體。換手同樣進行。

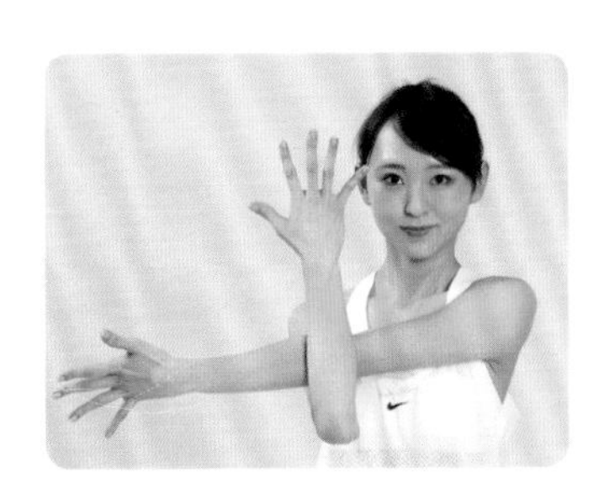

訓練10次加伸展操1次
30秒為1組，連續做3組。

預防／改善椎管狹窄症、背痛

背部伸展

不僅能鍛鍊豎脊肌及背部深層肌，
還能鍛鍊臀部及大腿內側等整個身體背面。

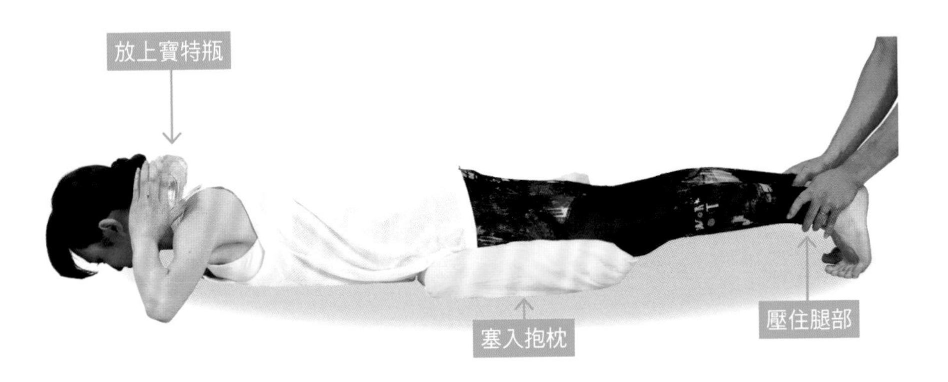

1 採2人1組方式，其中一人俯臥並在腰部下方塞入抱枕，頸部則放上寶特瓶等重物。另一人協助壓住腿部。

Point

- 利用反作用力起身會讓腰部疼痛，請務必慢慢動作，不要靠反作用力起身。

2 抬起上半身，維持3秒鐘後回到原來的姿勢。

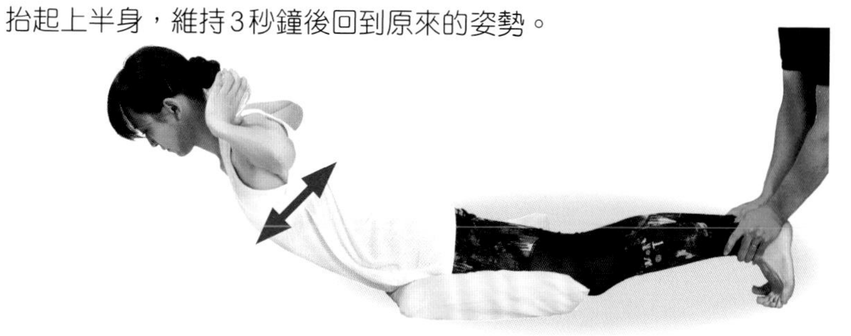

3 身體抬起向左扭轉，然後回到步驟1的姿勢。

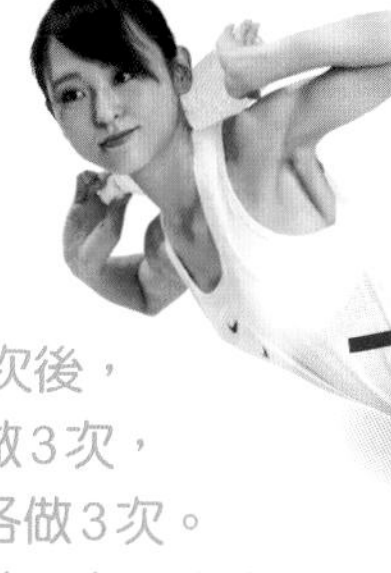

步驟2～3重複3次後，
換向右扭轉同樣做3次，
前、左、右方向各做3次。
接著舉起重物，前、左、右方向各做3次。

伸展運動

兩腳盡量張開坐在地上，手臂往前伸並低頭。
接著身體朝其中一腳扭轉，蓋在腿上，約維持20秒。
換邊同樣進行。

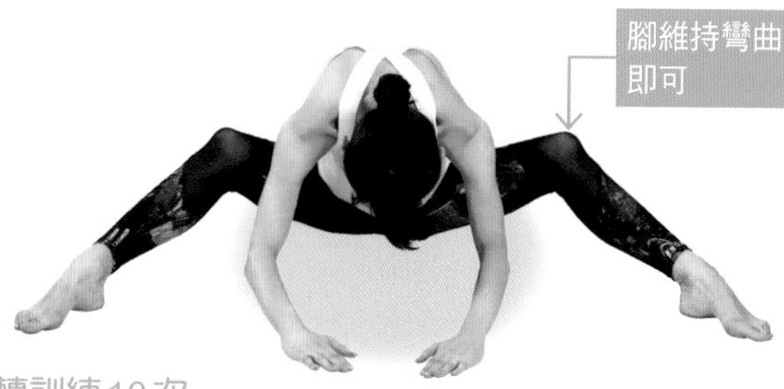

上半身彎曲左右扭轉訓練10次
加伸展操1次為1組，
連續做3組。

背部打直

預防／改善腰痛、膝蓋痛

後弓箭步

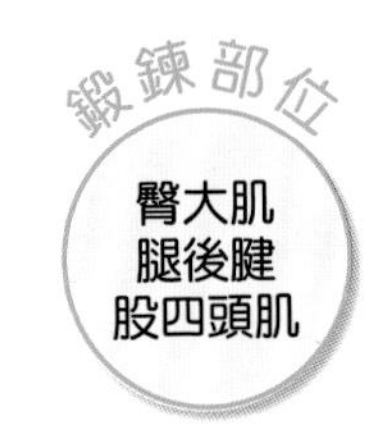

腳往後跨一大步，後腳膝蓋下彎的動作，不但能培養平衡感，同時還能活絡並鍛鍊臀大肌、腿後腱及股四頭肌等。

1

雙腳張開與腰同寬，右腳往後。
以前方的左腳踩住彈力帶中央，
兩手將彈力帶握短些。
使身體重心放在踩住彈力帶的左腳上，
背部稍微挺直。

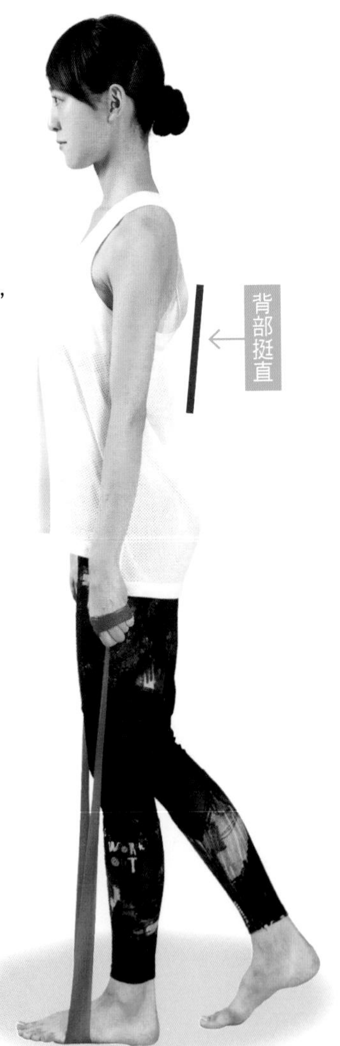

Point

- 身體回到原來的姿勢時，要將重心放在髖關節上。上半身前傾可增加對臀部的負擔，有效進行鍛鍊。

2

右腳向後跨一大步
(約大腿跨一步),腰部下沉,
避免上半身往前傾。
接著背部稍微打直,
靠前方左腳支撐拉回身體,
回到原來的姿勢。

大腿與地板平行
膝蓋不可超過腳尖
膝蓋不可碰地

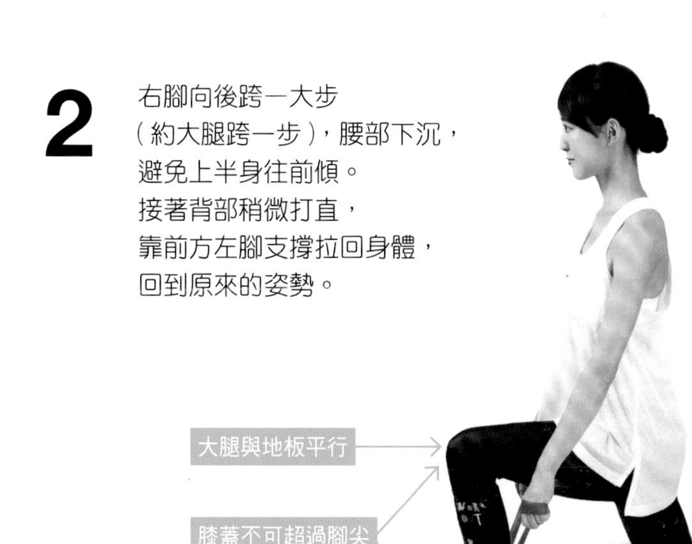

重複10次,
另一腳也同樣進行。

NG

腰部下沉時,
膝蓋不可向內或向外彎。

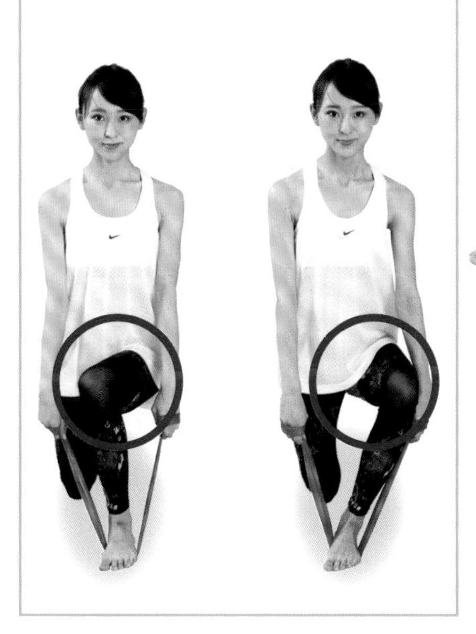

伸展運動

仰躺後兩膝立起。接著將其中一腳的外踝靠在另一腳膝蓋上,使兩腳交叉。維持腰部弧度,用雙手將下方大腿拉近胸部,維持30秒後回到原來的姿勢。另一腳也同樣進行。

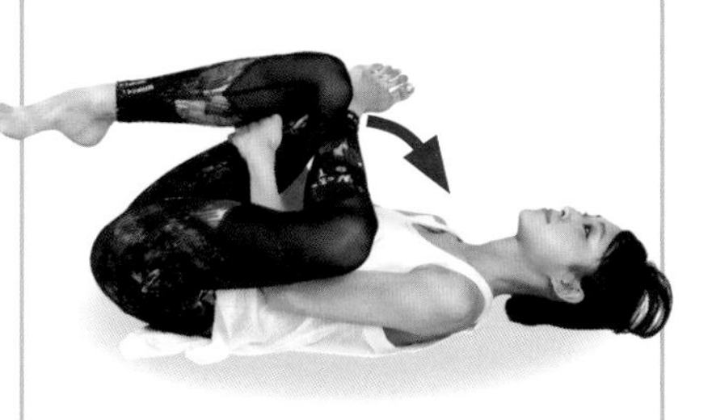

左右腳訓練10次加伸展操1次為1組,
連續做3組。

預防／改善髖關節痛

腿部外展

鍛鍊部位
臀中肌

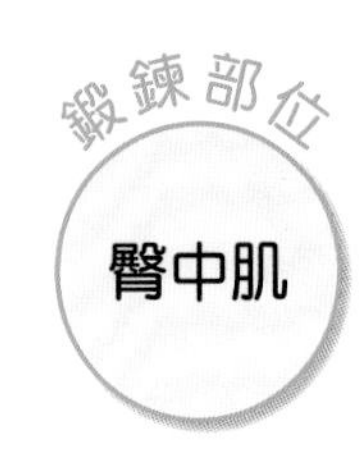

利用彈力帶來活絡臀中肌。
站立進行可以使力道分散，讓肌力較差的人或初學者也能有效鍛鍊臀中肌。

1 將有椅背的椅子置於身旁，用彈力帶套在離椅子較遠側的腳踝並扭轉約2圈。另一腳則踩在彈力帶的另一端上，以單手抓住椅背來支撐身體。

不要將體重施加在椅子上
扭轉彈力帶

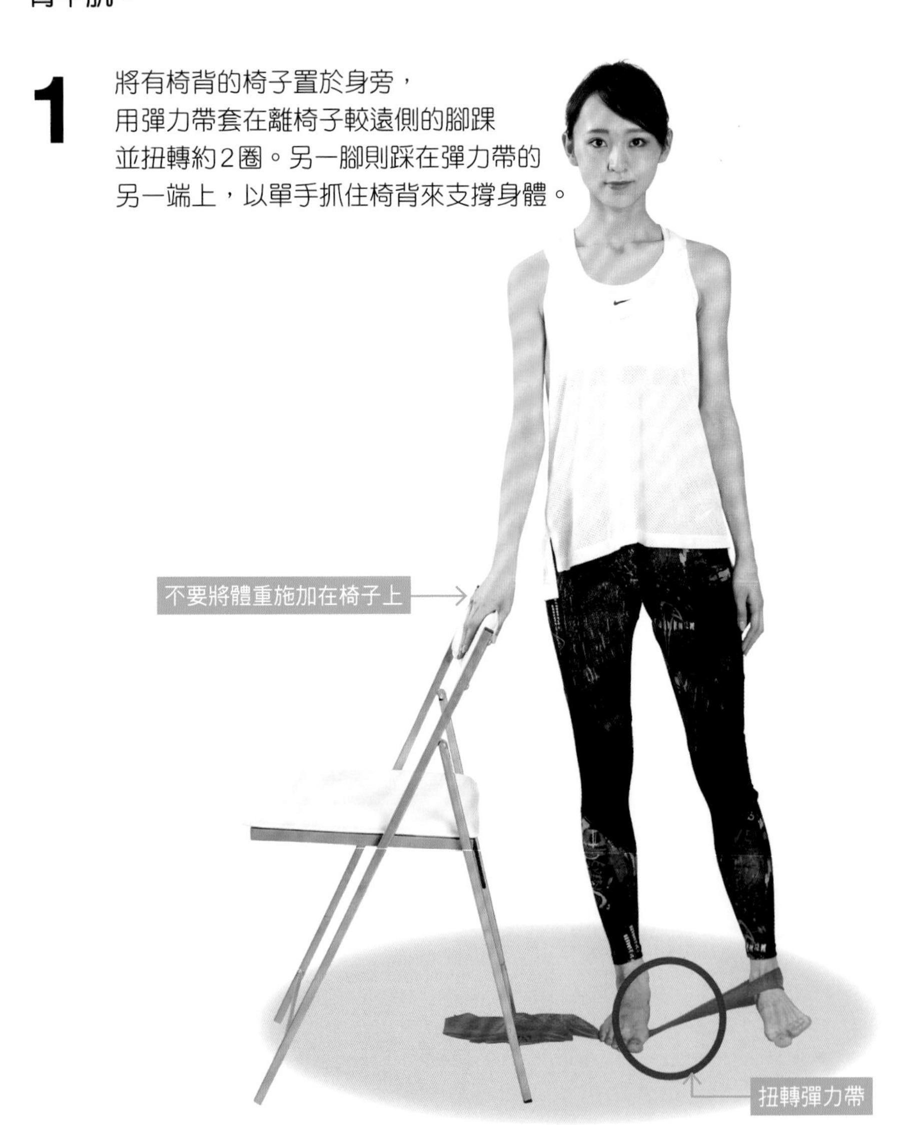

2 膝蓋朝前方，使套上彈力帶的腳側向抬起，維持姿勢約3秒鐘。

3 腳回到接近地面的位置。

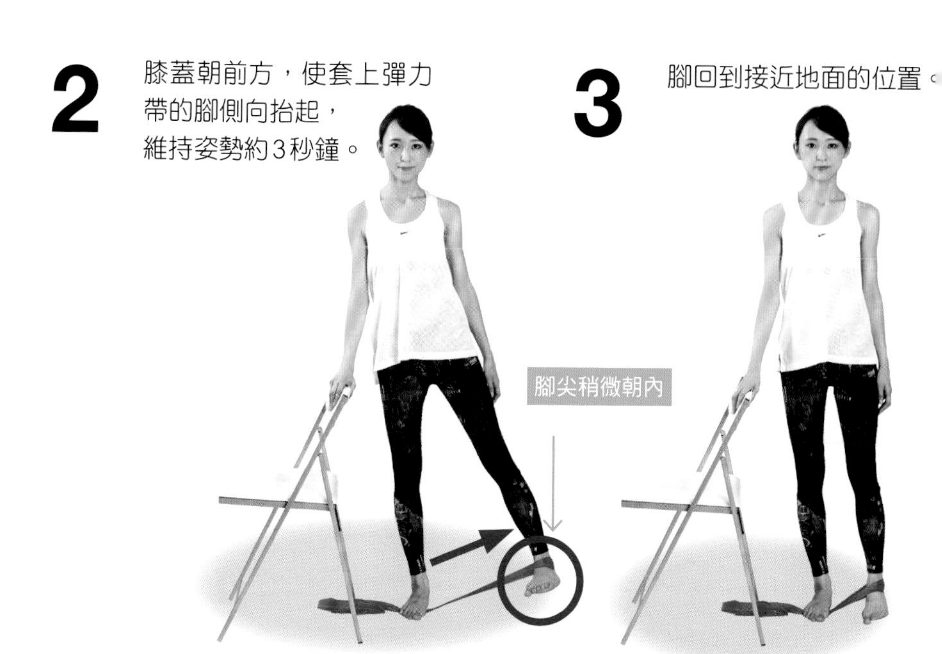

步驟2～3重複10次，另一腳也同樣進行。

Point

- 套上彈力帶的腳側向抬起時，腳尖盡量稍微朝內。
- 抓住椅背的手是作為輔助，以免身體失去平衡，不要將體重施加在椅子上。

伸展運動

其中一腳伸直，另一腳則彎起膝蓋，
使膝蓋彎曲的腳與伸直的腳交叉。
接著雙手將膝蓋彎曲的腳拉近胸前，背部挺直，
使上半身朝膝蓋彎曲的腳扭轉。
維持扭轉姿勢約30秒，再換腳同樣進行。

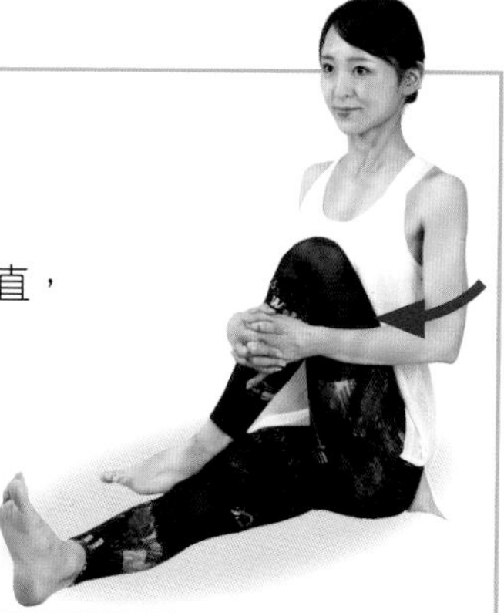

左右腳訓練10次加伸展操
1次為1組，連續做3組。

預防／改善坐骨神經痛

騎馬小腿訓練

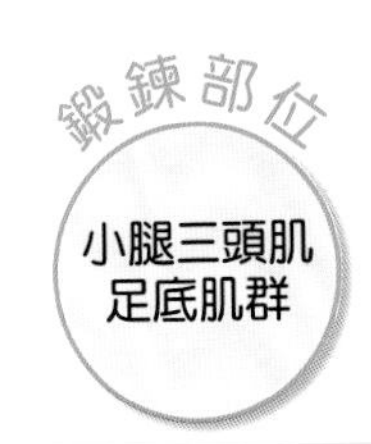

利用毛巾的高低差來活絡小腿的小腿三頭肌及足底肌群，鬆弛僵化的坐骨神經。

1 將捲起的毛巾置於兩腳腳尖底下，然後伸直膝蓋，雙手扶住椅面站立。背部打直，稍微彎腰。

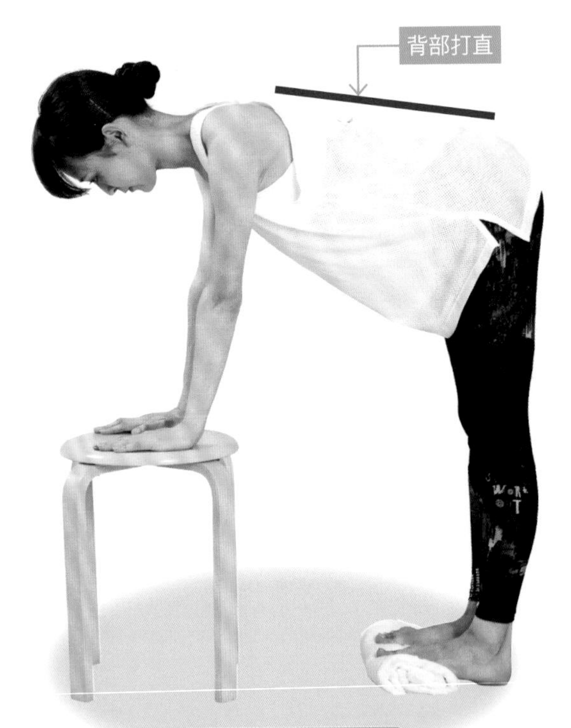

Point

- 進行時意識到小腿肌肉會更有效。
- 請稍微抬腰，伸直膝蓋來進行。
- 亦可使用階梯或踏台。

2 慢慢抬起腳跟以腳尖站立，維持姿勢約3秒鐘。

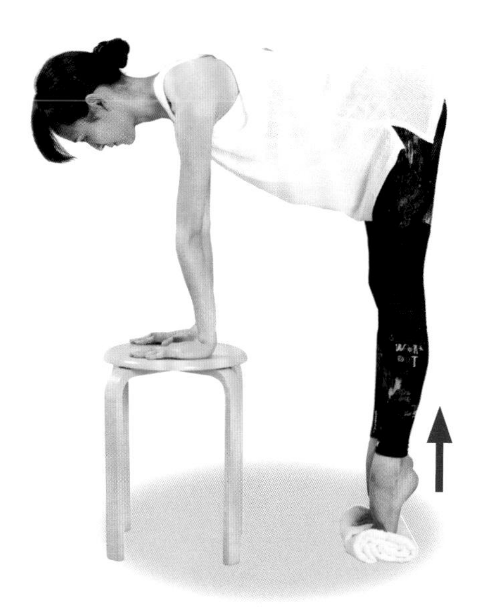

3 接著放下腳跟，在快要及地時再次抬起腳跟。

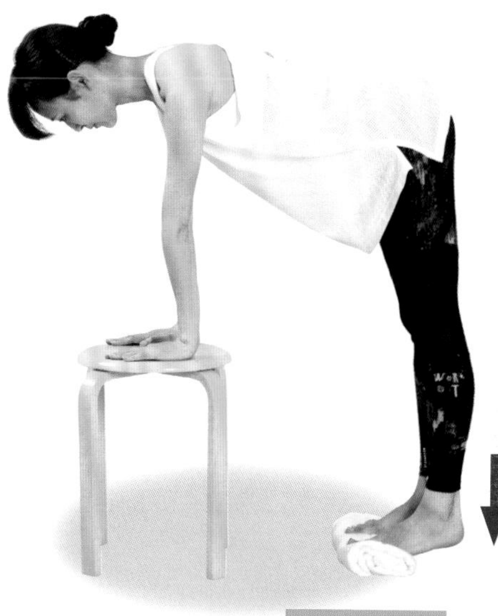

重複抬起放下動作10次。

伸展運動

以步驟1的姿勢伸直膝蓋，
腰稍微往後推，伸展小腿。

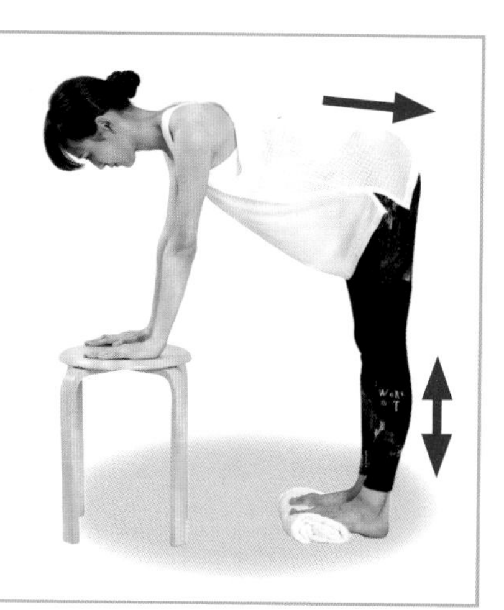

步驟2～3重複10次後
加1次伸展操為1組，連續做3組。

預防／改善腕隧道症候群、扳機指

後肩划船

利用彈力帶的負荷，進行時意識到手臂舉至肩高，鍛鍊菱形肌。
可使內旋的肩膀回到正確位置，防止臂神經及手指神經捲入。

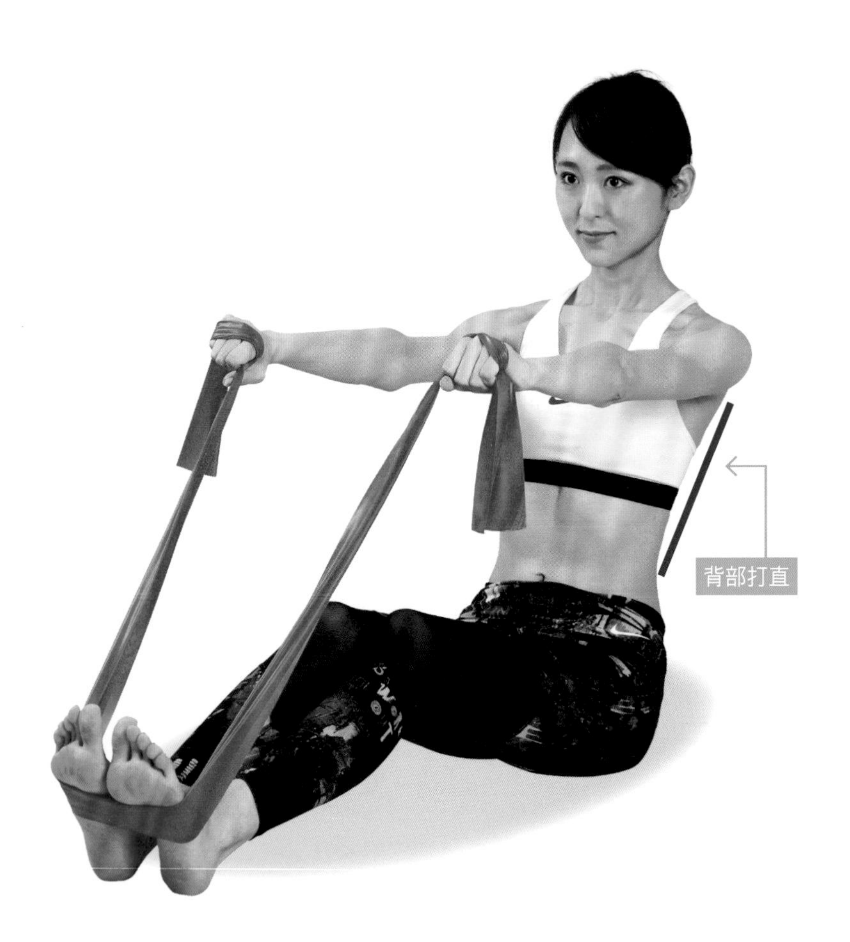

1 坐在地上背部打直，
將彈力帶中央部分套在腳底後，用雙手握持。

2 張開胸部，雙手張開，使兩肩肩胛骨靠近，
維持手肘伸直、手臂抬至肩高的姿勢約3秒。
然後維持張開胸部，背部打直的姿勢，使手臂回到原來的位置。

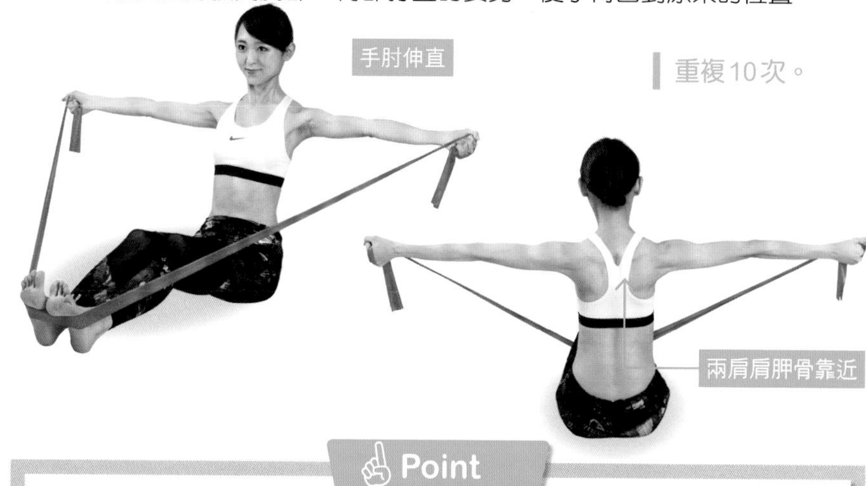

重複10次。

Point

- 手臂張開時，手肘維持肩高，張開胸部時要意識到肩胛骨。
- 做伸展操時，要看著腹部周邊同時意識到肩胛骨張開，彎曲背部，這樣會更有效果。

伸展運動

坐在地上，雙腳張開略大於肩寬，兩膝彎曲，雙手在胸前十指交叉。接著雙手伸向身體前方，同時彎曲背部。手肘稍微彎曲往兩側張開，使兩肩肩胛骨分開，維持此姿勢約60秒。

訓練10次加伸展操1次為1組，連續做3組。

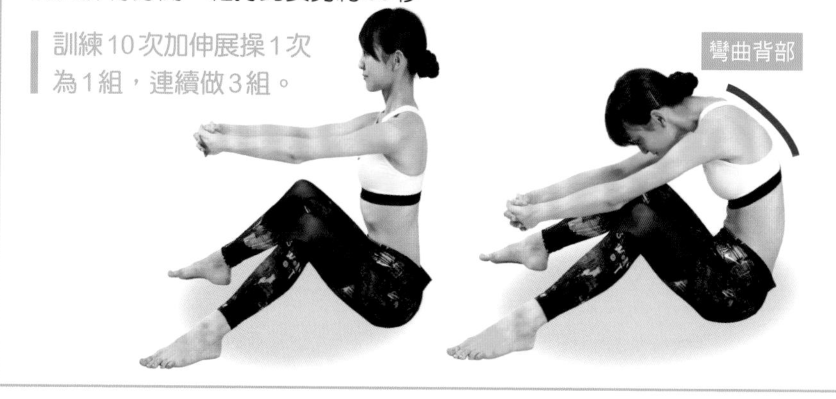

預防／改善內臟不適及四十肩、五十肩

外旋划船

鍛鍊部位
菱形肌
三角肌後部
棘下肌
小圓肌

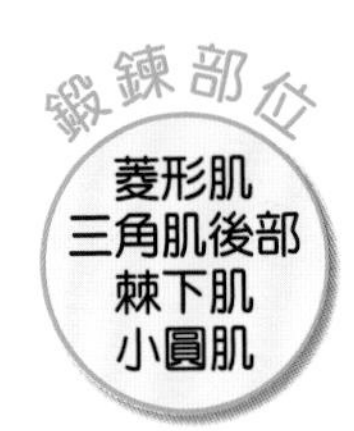

利用彈力帶的負荷，進行手臂如划船槳般的動作（划船）來活絡背部的菱形肌等深層肌，不僅可使彎曲的背部回到正確的位置，改善通往內臟的神經傳導異常，同時還能活絡肩膀的肌肉，預防並改善四十肩、五十肩。

背部打直

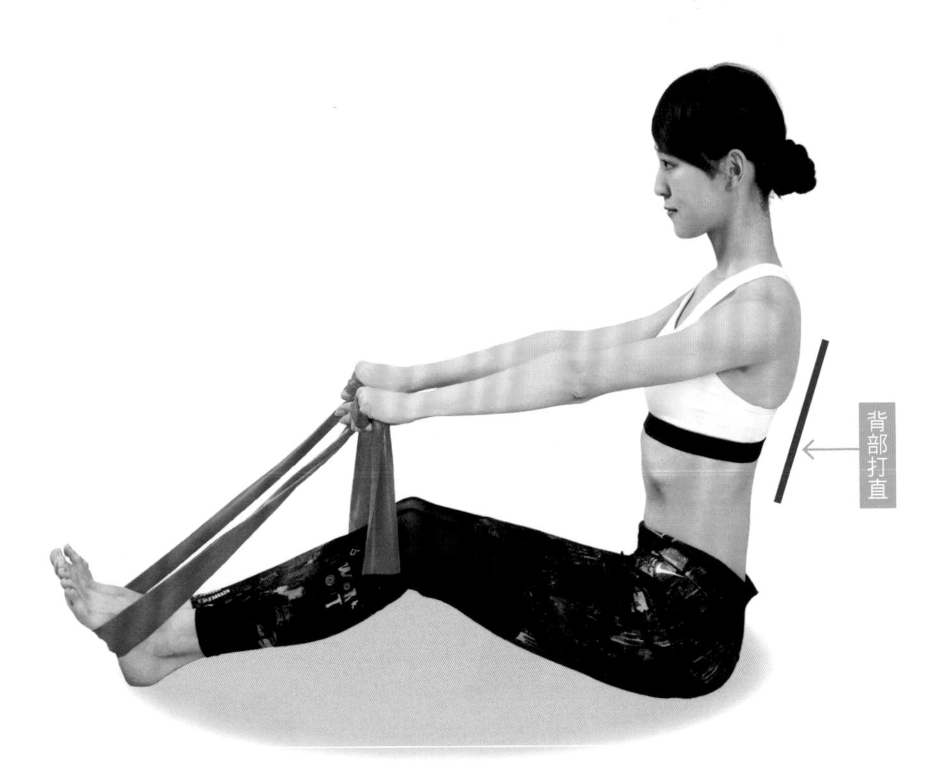

1 坐在地上，兩腳稍微彎曲，背部打直。
將彈力帶中央套在兩腳腳掌上，以雙手握持彈力帶。

2 兩腋張開，手肘彎曲舉至與肩同高，
胸部張開，使兩肩肩胛骨靠近。

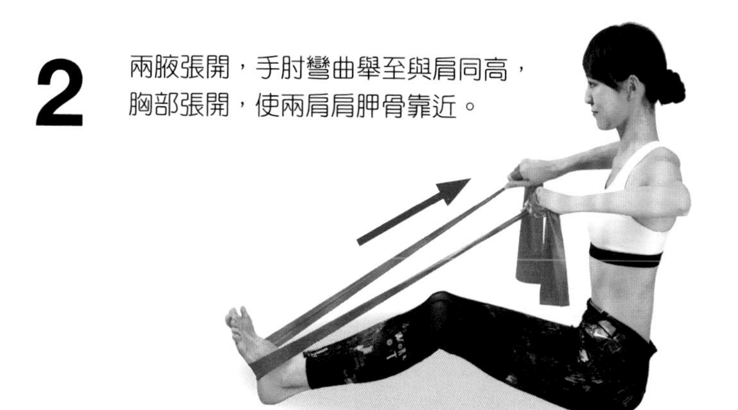

3 往外旋轉肩關節（外旋），以手肘為支點拉起彈力帶，使手背朝後，維持這個姿勢3秒鐘。然後背部打直並張開胸部，使手臂回到原來手肘到手腕與地面平行的姿勢。

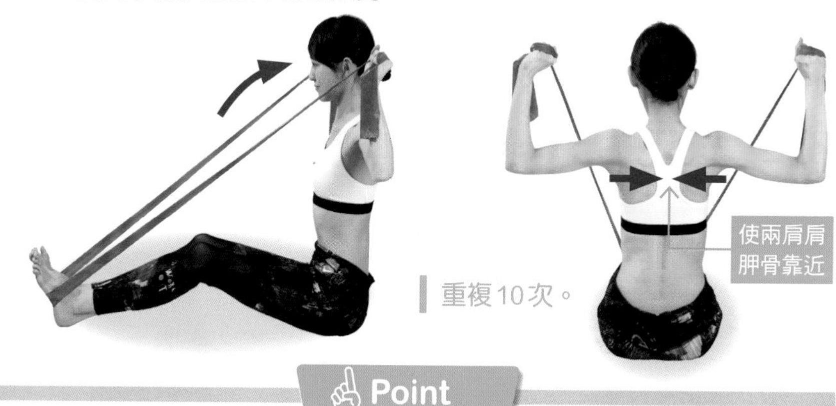

重複10次。

Point

- 背部挺直進行，請避免靠反作用力拉起彈力帶。

伸展運動

坐在地上，雙腳張開略大於肩寬，兩膝彎曲，雙手在胸前十指交叉。接著雙手伸向身體前方，同時彎曲背部。手肘稍微彎曲往兩側張開，使兩肩肩胛骨分開，維持此姿勢約30秒到60秒。

訓練10次加伸展操1次為1組，連續做3組。

＊與「後肩划船」動作的伸展操一樣。伸展操的照片請參照177頁。

鍛鍊部位

足底肌群

預防／改善腿部麻痺及疼痛

抓毛巾運動

用腳趾夾起地上的毛巾，
可直接活絡腳底及腳趾肌群，舒緩神經。

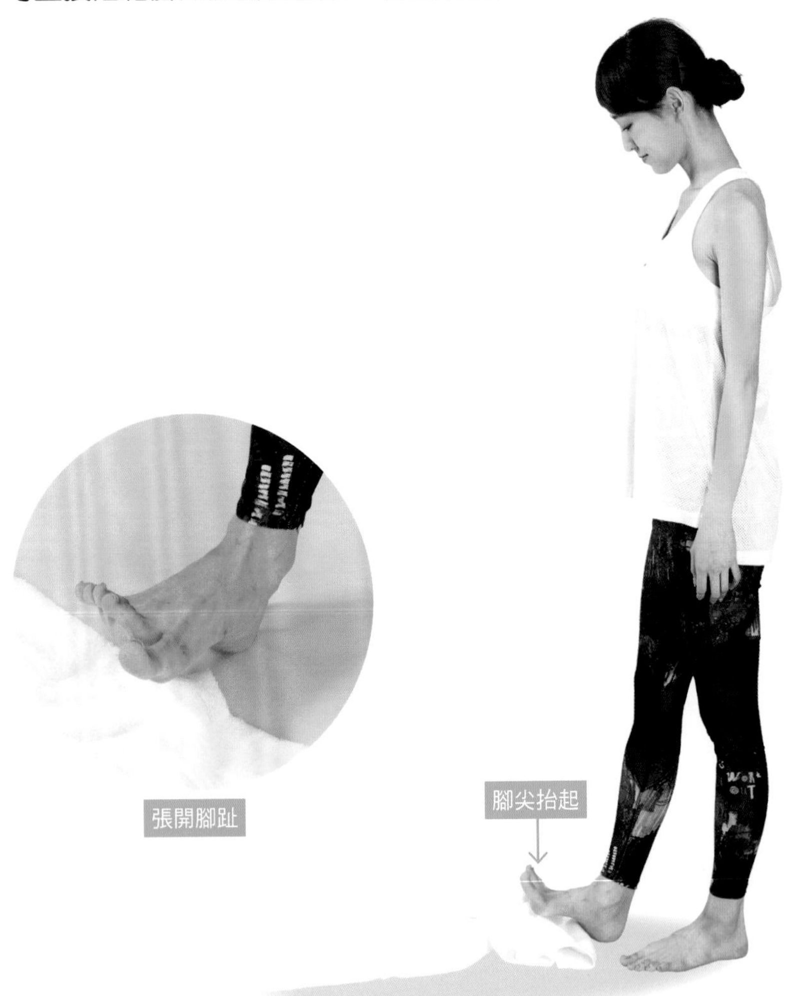

1 將毛巾縱向鋪在地板上，站在距離半步的地方伸出單腳踩在毛巾上。背部打直，並抬起踩在毛巾上的腳尖。

2

接著張開腳趾夾住毛巾，以腳跟為支撐，
盡可能將毛巾拉過來並舉起，維持3秒後放下毛巾，再慢慢放下腳。

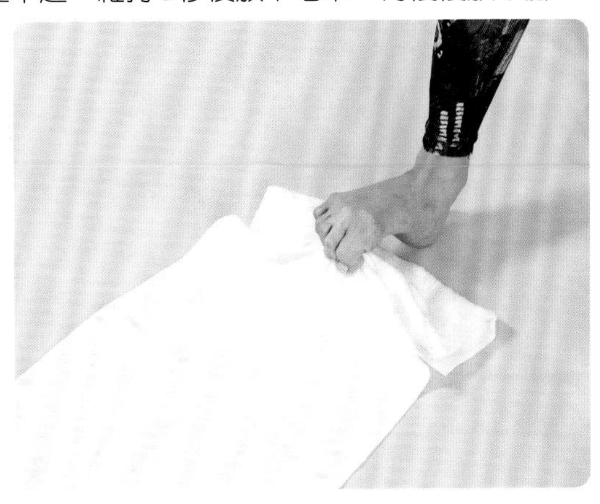

重複10次，
換腳同樣進行。

Point

- 舉起毛巾時，記得以腳跟為支撐，別讓腳離地。
- 厚毛巾可能不好夾起，請多加注意。

伸展運動

坐在地上，立起其中一腳膝蓋。接著腳跟著地，腳尖抬起。❶用手包住腳尖，將趾尖往腳掌方向彎曲。接著，❷將腳趾往腳背方向反折。另一腳也同樣進行。

訓練10次加伸展操1次為1組，連續做3組。

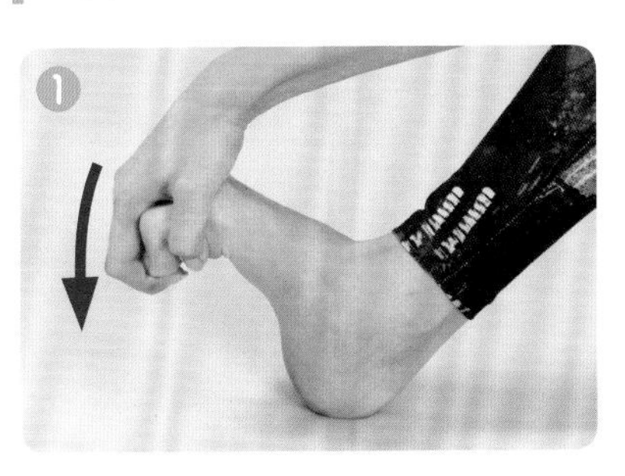

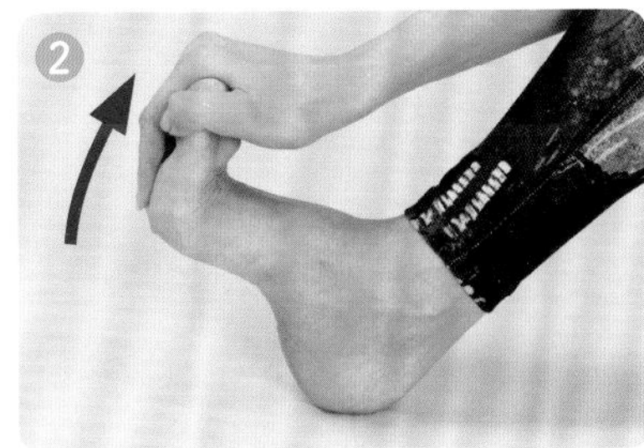

脊椎調整術Q&A

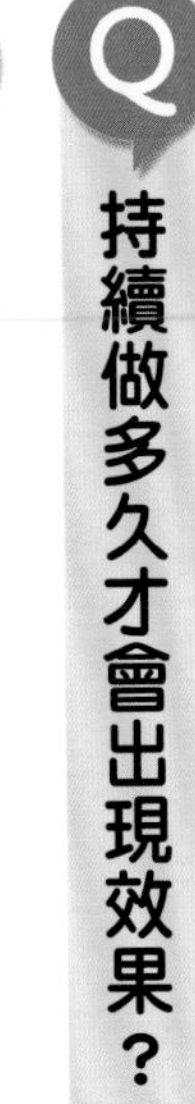

Q 持續做多久才會出現效果？

A 一般而言，大約數週就能確實感覺到舒緩與矯正的效果，不過肌肉及肌腱比較僵硬的人可能得花費半年至一年的時間。即使疼痛還沒完全消除，幾乎所有人在3個月內就能確實感覺到身體的變化。

另一方面，重訓的效果會根據肌肉（肌纖維）質的不同而異，約得費時半年到一年才會出現變化。至於不易增肌者的情況，其中也有人得費時2～3年才會出現變化。不過疼痛不會一直持續，若能同時進行重訓與舒緩、矯正體操，就會慢慢改善症狀。

Q 疼痛消失後可以結束脊椎調整術嗎？

A 據說如果什麼都不做，不到訓練期的一半時間，肌力就會回到原樣。好不容易才增肌並改善代償性動作，若停止重訓的話肌力就會再度衰退，同時也會恢復代償性動作，造成疼痛復發。同樣的，舒緩、矯正體操持之以恆也很重要。比起光靠肌肉來支撐容易受身體習慣影響產生歪斜的脊椎，透過邊舒緩邊慢慢矯正，就能打造不易歪斜的脊椎。因此即使疼痛消失了，建議基本運動最好能持續下去。

作者簡介

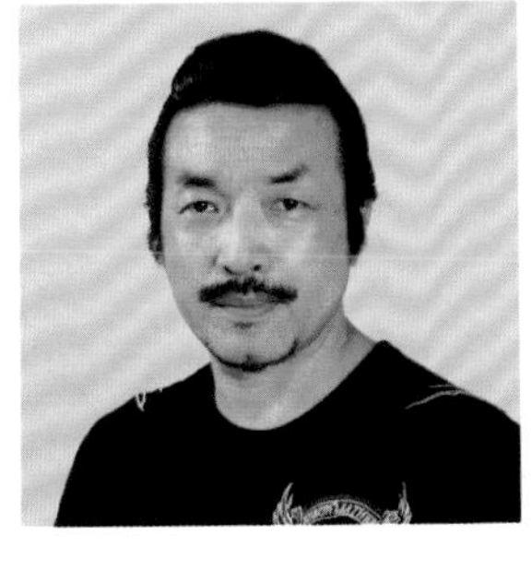

日野秀彥

脊椎調整術創始人

北海道札幌市出生，現居札幌市。日本耶穌基督教團札幌羊之丘教會會員。

作為日本規模最大的運動俱樂部第一期健身教練，開發並策劃健身、運動員、改善不定陳述綜合症等各種運動計畫，其後獨立。以聖經中的《心靈治癒》作為提示，構思出「脊椎調整術」。脊椎調整術能改善手術也無法治癒的症狀，2015年度共計對7500人實施脊椎調整術矯正脊椎及指導體操，換算成醫療費用共節省了9億6千萬日圓。著有《背骨コンディショニングで坐骨神経痛は治る!》、《首のこりと痛みが消えた!背骨コンディショニング》（以上均由主婦之友社出版）、《20万人の腰痛を治した!背骨コンディショニング》、《(DVDでよくわかる)20万人の腰痛を治した!背骨コンディショニング》、《足と腰の痛み　我慢するほど悪くなる》（以上均由アチーブメント出版）、《寝るだけで腰痛が消える!仙骨枕つき背骨コンディショニング》、《脊柱管狭窄症を自力で治す!背骨コンディショニング》（以上均由寶島社出版）等著作。

http://sebone-hino.com/

攝影協助

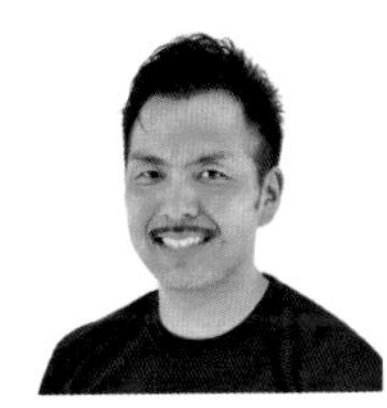

山田 勝大

脊椎調整術協會
高級講師

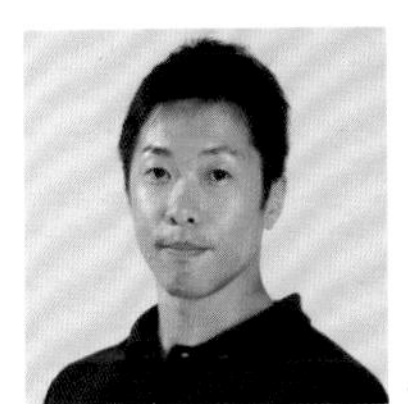

高橋 晃史

脊椎調整術協會
理事／講師

支撐脊椎的訣竅
https://sebone-kojiblog.com/

模特兒

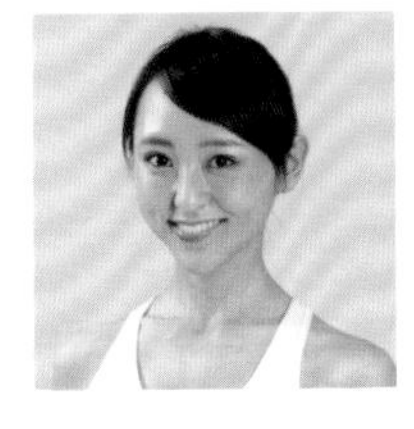

西村 紗也香　營養管理師

根據自身美體及飲食管理的經驗，講授在家也能輕鬆做的健身及飲食法等，健康美BODY瘦身指導者。2016年獲得日本環球小姐第四名。

在家就能做重訓 ameblo.jp/sayaka-bodymake

工作人員

封面設計：大屋有紀子（VOX）　內文設計：大屋有紀子（VOX）
CG 製作：佐藤眞一（3Ｄ人體動畫製作中心）
攝影：天野憲仁（日本文芸社）　插圖：青木宣人　取材協助：石森康子
編輯協助：石田昭二（日本メディア・コーポレーション株式会社）

脊椎調整術

出　　版／楓葉社文化事業有限公司
地　　址／新北市板橋區信義路163巷3號10樓
郵政劃撥／19907596 楓書坊文化出版社
網　　址／www.maplebook.com.tw
電　　話／02-2957-6096
傳　　真／02-2957-6435
著　　者／日野秀彥
翻　　譯／黃琳雅
責任編輯／王綺
內文排版／謝政龍
港澳經銷／泛華發行代理有限公司
定　　價／350元
出版日期／2020年7月

國家圖書館出版品預行編目資料

脊椎調整術 / 日野秀彥作 ; 黃琳雅翻譯. -- 初版. -- 新北市 : 楓葉社文化, 2020.07 面 ; 公分

ISBN 978-986-370-220-7（平裝）

1. 脊椎病 2. 保健常識 3. 運動療法

416.616　　109006031